Trainingsbiologie für die Schule
Teil II: Kraft und allgemeine Aspekte der Konditionsverbesserung

Thema: Sport

Formen und Probleme des Sports in unserer Welt

Materialien
für den Sportunterricht
in der Sekundarstufe II

Herausgegeben
im Auftrag des Kultusministers des Landes Nordrhein-Westfalen
mit Unterstützung des Bundesministers für Bildung und Wissenschaft

von
Dietrich R. Quanz (Projektleiter)
Rolf Geßmann
Norbert Schulz
Helmut Zimmermann

12

Günter Kloos

Trainingsbiologie für die Schule
Teil II: Kraft und allgemeine Aspekte der Konditionsverbesserung

Cornelsen

Mit der Vereinbarung zur Neugestaltung der gymnasialen Oberstufe in der Sekundarstufe II vom 7. Juli 1972 hat die Kultusministerkonferenz die Einrichtung des Leistungsfachs Sport in allen Bundesländern eröffnet und damit sowohl „Sportwissenschaftliche Teile" als auch schriftliche Leistungsüberprüfungen im Sportunterricht gefordert.

Auf diesen Bedarf hin sind die vorliegenden Arbeitsmaterialien ausgerichtet. Die didaktische Konzeption der Einzelbände sowie der Gesamtreihe entwickelten die Mitglieder der Entwicklungs- und Forschungsgruppe Leverkusen (Dietrich R. Quanz, Rolf Geßmann, Eckhard Meinberg, Helmut Zimmermann, Klaus-Dieter Menzer, Norbert Schulz). Das Kultusministerium des Landes Nordrhein-Westfalen machte dieses Konzept zur Grundlage eines Modellversuchs der Bund-Länder-Kommission für Bildungsplanung, der in den Jahren 1974–1977 vom Bundesministerium für Bildung und Wissenschaft sowie vom Kultusministerium des Landes Nordrhein-Westfalen unterstützt und über den Verein für Unterrichtsforschung Köln e. V. abgewickelt wurde.

Für den Gebrauch an Schulen

(erschienen 1986 in: Pädagogischer Verlag Schwann-Bagel, Düsseldof)

Bestellnummer 546123
3. überarbeitete Auflage
Druck 5 4 3 2 / 98 97 96 95
Alle Drucke derselben Auflage sind im Unterricht parallel verwendbar.

Grafik: Wolfgang Mattern, Bochum, 10, 13, 14, 18, 27, 28, 32–35, 41–45, 47, 52, 53, 56, 57, 68, 69.
Gesamtherstellung: Rasch, Bramsche

ISBN 3-590-54612-3

Inhaltsverzeichnis

Seite

Einführung

Der vorliegende Band 12 führt die Thematik von Band 11 weiter, und zwar nach der gleichen didaktischen Konzeption. Das heißt, die behandelten Themen gehen von Fragen aus, wie sie sich dem Schüler stellen, der sich Voraussetzungen und Bedingungen seines motorischen Handelns bewußt macht. Die biologische und trainingstheoretische Sachinformation ermöglicht es ihm sodann, zu den aufgeworfenen Problemen weitgehend selbständig Lösungen zu erarbeiten. Funktion der zahlreichen Aufgaben ist es u. a., hierbei Erkenntniswege vorzustrukturieren sowie zu sportartübergreifender vergleichender Betrachtung anzuregen. Außerdem dienen sie, ebenso wie die Stichwortlisten am Ende eines jeden Kapitels, zur Lernerfolgskontrolle.
Der Band 12 befaßt sich schwerpunktmäßig mit Kraft als konditioneller Grundeigenschaft, ihren biologischen Grundlagen und Möglichkeiten ihrer systematischen Verbesserung durch Training. Ein Überblick wird vermittelt über Schnelligkeit und Beweglichkeit sowie über das Zusammenwirken und die gegenseitige Beeinflussung der verschiedenen konditionellen Faktoren vor dem Hintergrund der ihnen zugrundeliegenden biologischen Funktionen. Neben Grundregeln der Trainingsgestaltung zur Leistungssteigerung sowie zur Erhaltung und Verbesserung der körperlichen Fitness werden auch gesundheitliche Fragen einschließlich der Risiken falscher und einseitiger Belastung behandelt. Schließlich wird die Frage nach Zusammenhängen von körperlicher Leistungsfähigkeit und Ernährung gestellt.
Mit dieser exemplarischen Themenauswahl vermittelt dieser Band zusammen mit Teil I der „Trainingsbiologie" (Thema: Sport, Band 11) dem Leistungskursschüler eine Fülle von Anwendungswissen und bringt ihm Methoden der Erkenntnisgewinnung im Hinblick auf sportbezogene Fragestellungen nahe.

Beide Bände lassen sich in beliebiger Reihenfolge im Unterricht einsetzen. Jeder Band vermittelt für sich geschlossen wesentliche sportbiologische und trainingstheoretische Kenntnisse, so daß für die Arbeit mit dem einen Band die Ergänzung durch den anderen zwar sinnvoll, aber nicht notwendige Bedingung ist. Die einzelnen Kapitel können weitgehend unabhängig voneinander behandelt werden, was es dem Lehrer ermöglicht, einzelne Themenschwerpunkte für seinen Unterricht auszuwählen. Allerdings sollten Aufgaben, die durch das Zeichen ❯ kenntlich gemacht sind, nicht ausgelassen werden, da die Ergebnisse, die in ihnen zu erarbeiten sind, eine Voraussetzung für das Verständnis nachfolgender Themen bzw. für die Bearbeitung späterer Aufgaben darstellen.

Die unterrichtliche Arbeit mit der „Trainingsbiologie für die Schule" sollte möglichst viele Gelegenheiten nutzen, das eigene Sporttreiben zum Gegenstand systematischer Beobachtungen und Untersuchungen zu machen. Bei entsprechender Auswahl einzelner Themen und Fragestellungen lassen sich beide Bände auch im Grundkursunterricht zur Verdeutlichung bzw. vertiefenden Betrachtung einzelner Sachzusammenhänge einsetzen.

A. Kraft – eine konditionelle Voraussetzung im Sport

1. In welcher Form tritt Kraft im Sport in Erscheinung?

Überall wo Bewegungen auftreten, sind Kräfte im Spiel. Bei Bewegungen im Sport ist es die Muskelkraft, die von besonderer Bedeutung ist. Sie tritt in verschiedenen Situationen in ihren jeweils typischen Funktionen, wie z. B. der Beschleunigung der eigenen Körpermasse (Abb. 1 u. 2) und anderen (Abb. 3–5), in Erscheinung.

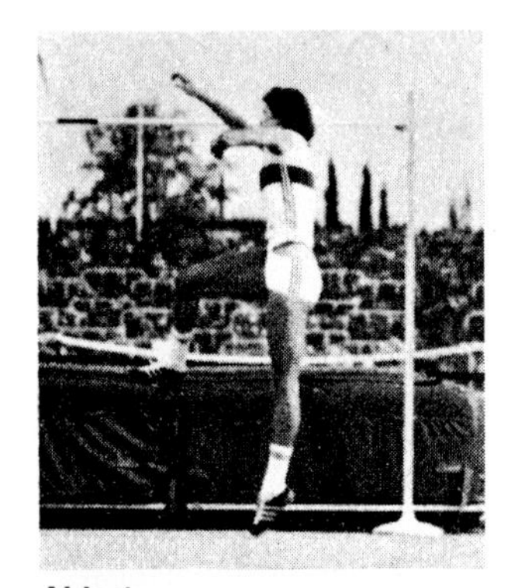

Abb. 1

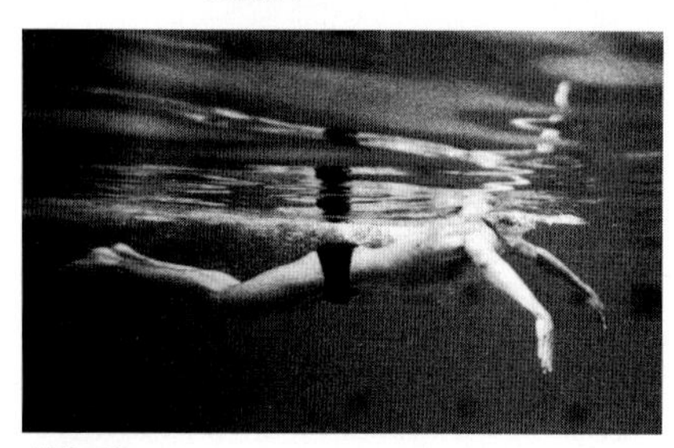

Abb. 2

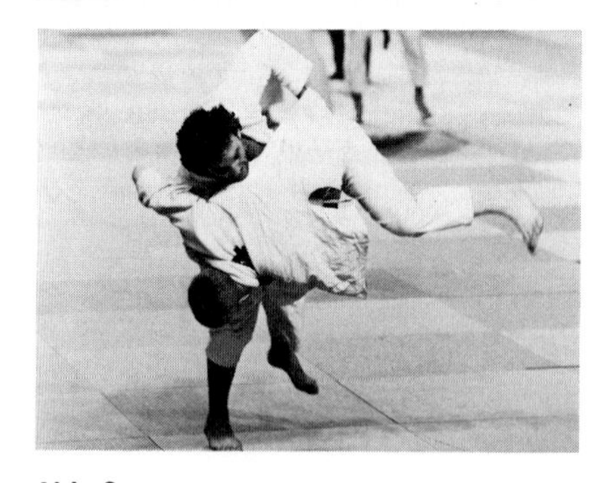

Abb. 3

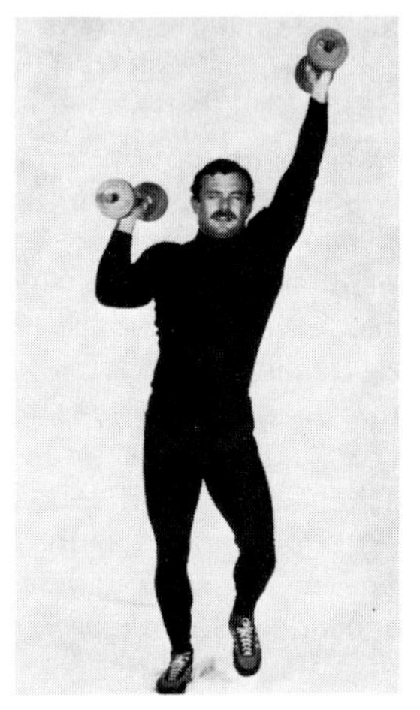

Abb. 4

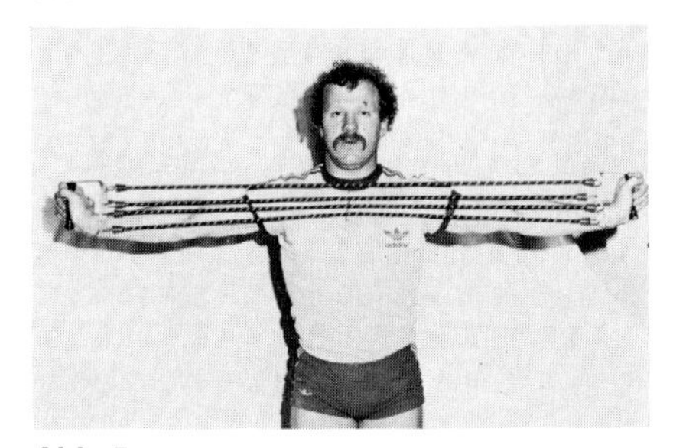

Abb. 5

Abb. 1: U. Jonath u. a. 1977, S. 250
Abb. 2: K. Wilke 1979, S. 24
Abb. 3: Sven Simon
Abb. 4 u. 5: M. Grosser u. a. 1981, S. 63 u. 40

Aufgabe 1: *Welche weiteren Funktionen der Kraft werden, neben der oben bereits zu Abb. 1 u. 2 genannten, in den Abb. 3–5 sichtbar? Ordnen Sie jeder genannten Funktion weitere typische Bewegungsbeispiele zu.*

Wenn man sich vorstellt, die abgebildeten Sportler würden jeweils mit einer anderen Aufgabe konfrontiert, z. B. der Gewichtheber, mit seiner starken Muskulatur, sollte ein Hindernis von 2 m Höhe im Sprung überqueren; oder ein Springer sollte die speziellen Fähigkeiten der Streckmuskulatur seiner Beine dazu nutzen, sich schnell im Wasser fortzubewegen, wird einem bewußt, daß in den verschiedenen Fällen jeweils eine besondere Art von Kraft erforderlich ist. Es erscheint also sinnvoll, den Kraftbegriff zu differenzieren. So kann man unter dem Aspekt der jeweils durchgeführten Bewegung unterscheiden zwischen Sprung-, Wurf-, Schlag-, Stoß-, Zug-, Schußkraft u.s.w. Daneben untergliedert man in bezug auf die Verschiedenartigkeit der Anforderungen in die drei folgenden Kraftarten:

1. *Maximalkraft* (auch rohe Kraft oder Grundkraft)
   Darunter versteht man die größtmögliche Kraft, die willkürlich gegen einen Widerstand, z. B. ein Gewicht, ausgeübt werden kann. Diese Art der Kraft läßt sich nur in vollem Maße einsetzen, wenn der Widerstand nicht oder gerade noch zu überwinden ist.
2. *Schnellkraft*
   Sie kennzeichnet die Fähigkeit, Widerstände schnell, d. h. mit hoher Kontraktionsgeschwindigkeit der beteiligten Muskeln, zu überwinden.
3. *Kraftausdauer*
   Sie wird definiert als die Fähigkeit des Organismus, auch bei länger andauernder Belastung (Muskeltätigkeit) noch relativ hohe Kraftwirkungen zu erzielen.

Unterschiedliche Kraftanforderungen lassen sich auch unter anatomischem Gesichtspunkt abgrenzen, nämlich unter der Fragestellung: Welche Muskelgruppen werden bei einer bestimmten Bewegung beansprucht? – Oberarm-, Schulter-, Brustmuskulatur u.s.w. (Tab. 1). In vielen Fällen läßt sich während des Bewegungsverlaufs die Anspannung, d. h. die Verdickung der beteiligten Muskeln, am eigenen Körper ertasten.
Bei trainierten Sportlern kann man oft auch schon an ihrer äußeren Gestalt erkennen, an welche Muskeln ihre Sportart besondere Kraftanforderungen stellt. Diese spezifische Beanspruchung läßt sich in Form von Krafttopographien (Abb. 6) veranschaulichen. Schließlich ist noch zu berücksichtigen, daß in einer Reihe von Sportarten nicht die absolute Muskelkraft leistungsbestimmend ist, sondern ihr Verhältnis zum Körpergewicht, das man als relative Kraft bezeichnet. Es gilt also:

$$\text{relative Kraft} = \frac{\text{absolute Kraft}}{\text{Körpergewicht}}$$

Ist z. B. ein Sportler mit einem Körpergewicht von 75 Kp in der Lage, ein Gewicht von 150 Kp mit den Beinen hochzudrücken, kann man sagen, die relative Kraft beider Beinstrecker beträgt (gemeinsam) 2,0 Kp.

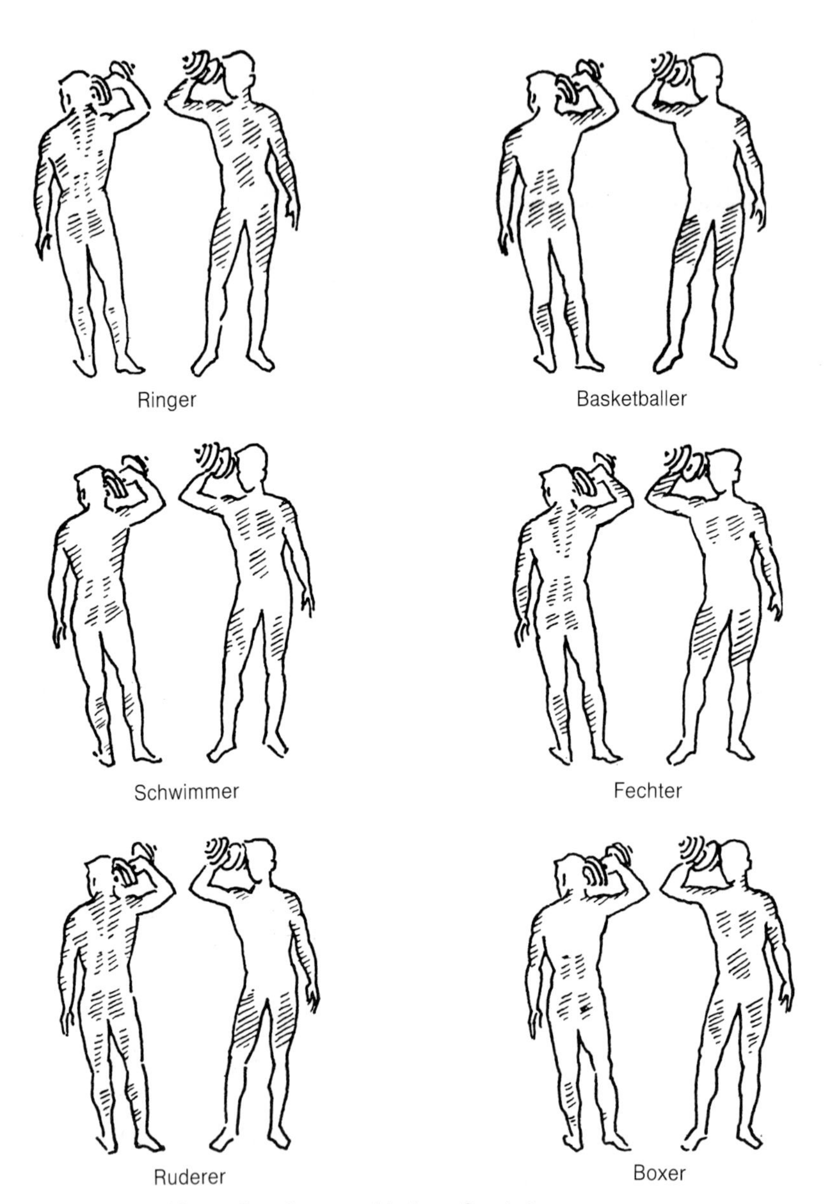

Abb. 6: Krafttopographie von Sportlern verschiedener Sportarten
(die bestentwickelten Muskelgruppen sind durch Striche gekennzeichnet [nach Murrey/Karpovic, 1956])
(V. M. Zaciorskij 1977, S. 44)

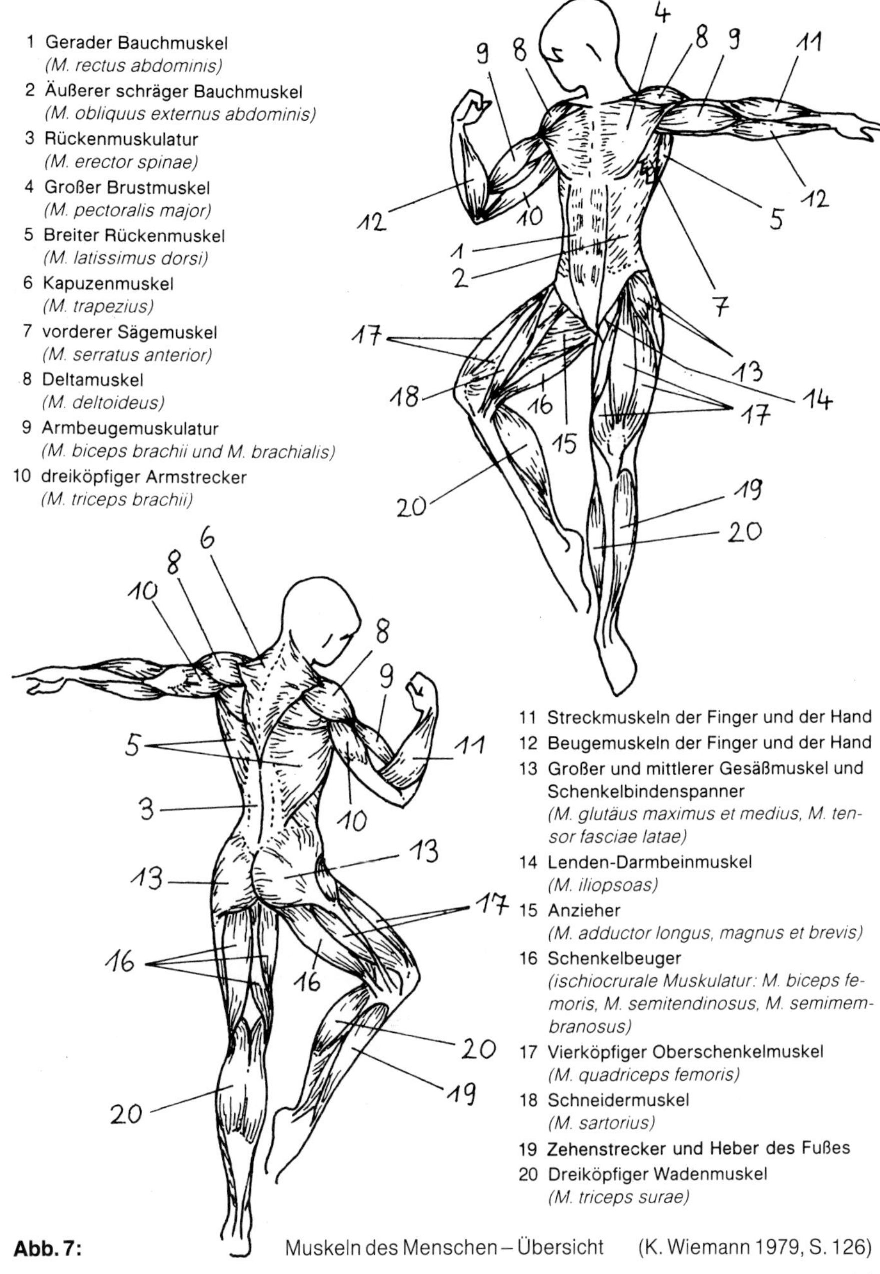

Abb. 7: Muskeln des Menschen – Übersicht (K. Wiemann 1979, S. 126)

Tabelle 1: Die besondere Beanspruchung der Muskeln in den einzelnen Sportarten

	Boxen	Eislauf	Fußball	Gehen	Gewichtheben	Golf	Klettern	Leichtathletik (Lauf)	Leichtathletik (Sprung)	Leichtathletik (Wurf)	Radfahren	Reiten	Rudern	Schwimmen	Skilaufen	Tennis/Squash	Turnen	Volleyball
Rückenmuskeln	×				×	×	×			×			×			×	×	
Brustmuskeln	×				×	×	×			×			×	×		×	×	
Bauchmuskeln	×				×	×	×			×							×	×
Schultergürtelmuskeln	×				×	×	×			×			×	×			×	
Oberarmbeuger (Bizeps)					×		×			×			×	×		×	×	
Oberarmstrecker (Trizeps)	×				×					×			×				×	×
Unterarmmuskeln	×				×		×			×			×			×	×	×
Gesäßmuskeln		×			×			×		×							×	
Oberschenkelstrecker (Quadrizeps)		×	×	×	×			×		×	×		×	×	×		×	
Oberschenkelbeuger		×	×					×	×		×						×	
Adduktoren des Oberschenkels							×					×		×				
Wadenmuskeln		×	×	×			×	×	×		×						×	×
Schienbeinmuskeln		×	×	×				×	×						×			

P. Axt 1984, S. 19

Aufgabe 2: *Welche unterschiedlichen Anforderungen werden in den abgebildeten Situationen (Abb. 1–5) jeweils hinsichtlich der Kraft gestellt? Benutzen Sie zur Kennzeichnung die angegebenen Gliederungsmöglichkeiten.*

Aufgabe 3: *Nennen Sie Bewegungen, in denen die relative Kraft und nicht die absolute leistungsbestimmend ist. Welche Gemeinsamkeit weisen diese Bewegungen auf?*

Aufgabe 4: *Erstellen Sie für Ihre Kurssportarten eine Liste von Bewegungsabläufen, für deren Gelingen oder effektive Ausführung Kraft eine wichtige Voraussetzung ist. Kennzeichnen Sie auch hierzu die unterschiedlichen Anforderungen hinsichtlich Kraft entsprechend der Aufgabe 2.*

Aufgabe 5: *Erstellen Sie zu einer Ihrer Kurssportarten eine Krafttopographie entsprechend Abb. 6. Versuchen Sie an Hand Ihrer Vorstellungen von der Bewegung, die besonders beanspruchten Muskeln mit Hilfe der Abb. 7 zu benennen.*
Zur Vereinfachung können Sie die Körperumrisse aus der Abb. 6 auf ein Blatt pausen und darin die betreffenden Körperstellen schraffieren.

2. Muskelarbeit auch ohne Bewegung?

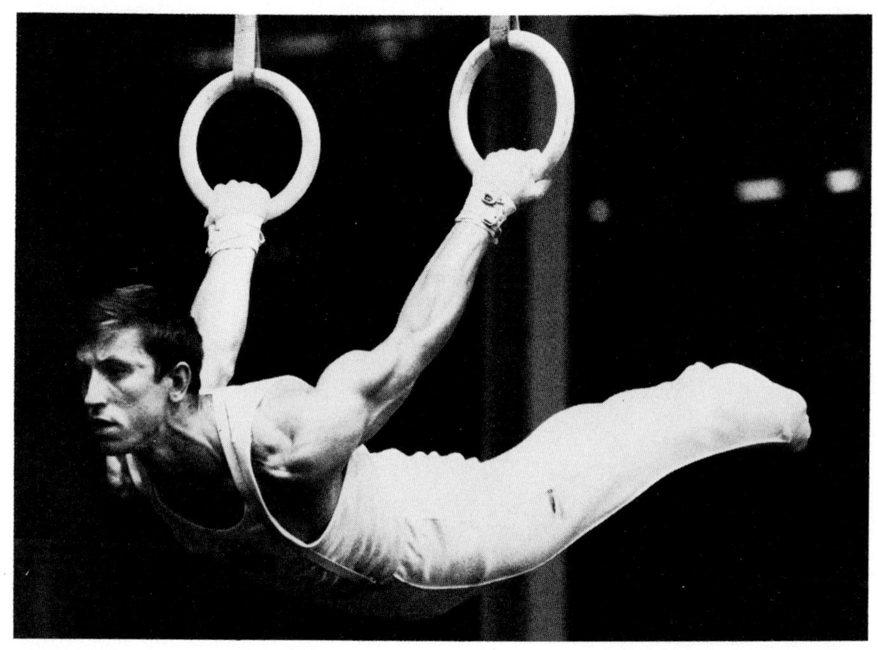

Abb. 8: Viktor Klimenko an den Ringen

(Werek Pressebildagentur, in J. Weineck 1980, S. 118a)

Das Ringeturnen stellt außerordentliche Anforderungen an Maximalkraft und Kraftausdauer. Diese Kennzeichnung allein erfaßt aber nicht alle Merkmale der hier aufgewendeten Kraft. Charakteristisch für die oben abgebildete Übung ist, daß die beteiligten Muskeln statische Arbeit, auch Haltearbeit genannt, verrichten, d. h. eine Arbeit, bei der die vom Muskel aufgewandte Kraft den von außen einwirkenden Kräften das Gleichgewicht hält. Der arbeitende Muskel verändert also dabei seine Länge nicht. Man spricht deshalb von isometrischer[1] Muskelkontraktion. Dem steht die isotonische[2] Kontraktion gegenüber, bei der durch Verkürzung des Muskels eine Bewegung erfolgt. Hier verändert sich zwar die Länge des Muskels, bei konstantem Widerstand (z. B. Gewicht) bleibt aber die Muskelspannung während der Kontraktion gleich. Der Muskel verrichtet dynamische Arbeit oder auch Bewegungsarbeit. Nun gibt es aber keine realen Bewegungen im Sport, bei der sich der Muskel mit gleichbleibender Spannung verkürzt.

Erläuterungen:

1 *iso:* gleich; *metrisch:* das Maß betreffend

2 *tonisch:* die Spannung betreffend

Selbst bei konstantem Widerstand und konstanter Bewegungsgeschwindigkeit ändert sich die Muskelspannung allein dadurch, daß sich der Winkel zwischen den bewegten Körperteilen verändert (Abb. 9). – Bei mittlerem Gelenkwinkel ist die Kraftentfaltung am effektivsten, da dann die Zugrichtung des Muskels mit der Bewegungsrichtung der Last übereinstimmt (Abb. 10) (vgl. Thema: Sport Bd. 8, S. 78). – Es ist daher korrekter, bei dynamischer Muskelarbeit von auxotonischer[1], d. h. spannungsveränderlicher Muskelkontraktion zu sprechen.
Schließlich ist eine Muskeltätigkeit noch danach zu kennzeichnen, ob sie einen Widerstand überwindet, z. B. beim Heben, Stoßen, Abspringen u.s.w., oder ob sie auf eine einwirkende Kraft bremsend, nachgebend wirkt, wie z. B. bei der Landung nach einem Sprung. Im ersten Falle spricht man von positiv dynamischer oder auch konzentrischer Arbeitsweise des Muskels, im zweiten Falle von negativ dynamischer oder auch exzentrischer.

Erläuterung:
1 *auxanein:* (griech.) wachsen lassen

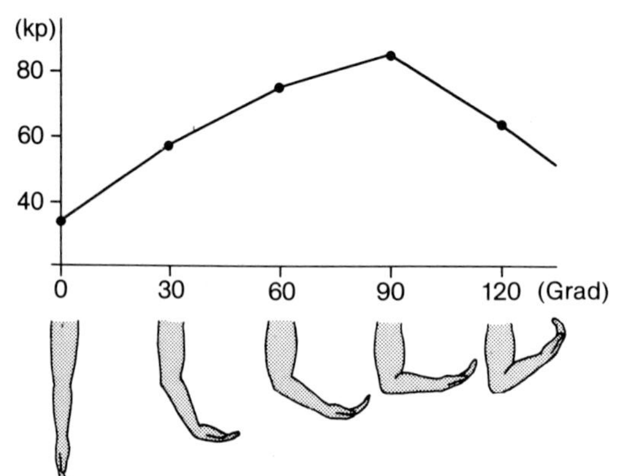

Abb. 9: Abhängigkeit der Kraftwerte einer gleichförmigen Bewegung von den Gelenkwinkeln (Zaciorskij, S. 33).
(M. Bührle 1985, S. 207)

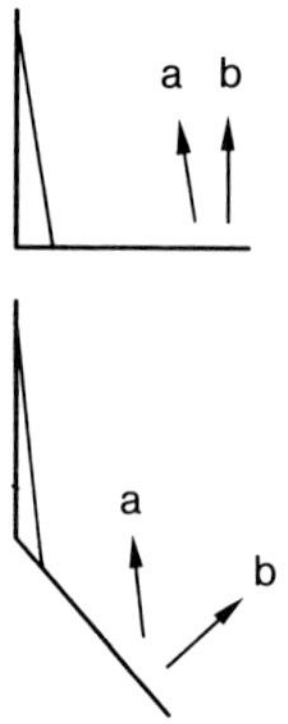

Abb. 10: Kontraktionsrichtung des Muskels und Bewegungsrichtung der Last im Augenblick unterschiedlicher Gelenkwinkel.
a: Kontraktionsrichtung
b: Bewegungsrichtung

Aufgabe 6: *Stellen Sie dem Arbeitsbegriff, wie er hier verwendet wird (Muskelarbeit), die physikalische Definition der Arbeit gegenüber, und geben Sie an, inwieweit beide übereinstimmen bzw. sich voneinander unterscheiden.*

➤ **Aufgabe 7:** *Nennen Sie die wesentlichen Merkmale isometrischer, isotonischer und auxotonischer sowie konzentrischer und exzentrischer Muskeltätigkeit. Veranschaulichen Sie diese Begriffe jeweils an Hand von typischen Beispielen aus dem Sport.*

---

3. Wie läßt sich Muskelkraft sportbezogen messen?

Aus eigener Erfahrung werden Sie wissen, wie sich ein Mangel an Kraft in verschiedenen sportlichen Übungen auswirken kann. Um durch gezielte Trainingsmaßnahmen bestimmte Schwächen ausgleichen zu können, sollte man diese genau kennen.
Die Frage ist daher, welche Möglichkeiten gibt es, angesichts der unterschiedlichen Anforderungen, die im Sport gestellt werden, Muskelkraft in ihrer jeweiligen Beanspruchungsform möglichst objektiv zu messen?

Im folgenden sind ein paar Tests zusammengestellt, die unterschiedliche Kraftanforderungen berücksichtigen und sich größtenteils auch unter schulischen Voraussetzungen leicht durchführen lassen. Zu den einzelnen Tests sind, soweit vorliegend, Vergleichswerte angegeben. Dabei handelt es sich um Durchschnittswerte von jeweils ca. zweihundert Schülern. Auf allgemeine testbezogene Gütekriterien soll hier nicht eingegangen werden.

Tests

1) **Einbeinkniebeuge**

getestete Eigenschaft: Schnellkraft (und Kraftausdauer) der Beinstrecker

Durchführung: Aus dem aufrechten einbeinigen Stand auf einem Kasten hat die Testperson die Aufgabe, 10 Kniebeugen in möglichst kurzer Zeit auszuführen. Die Beugung des Standbeins muß so weit erfolgen, bis das andere gestreckte Bein eine der Größe der Tp angepaßte Markierung berührt. Die Markierung besteht aus einer Gummischnur, die neben dem Kasten im Abstand der Unterschenkellänge unterhalb der Standfläche waagerecht gespannt wird. Vollständige Streckung des Standbeins nach der Beugung und stetige aufrechte Haltung des Oberkörpers während der gesamten Zeit der Bewegungsausführung müssen beachtet werden.
Gewertet wird die für 10 Kniebeugen benötigte Zeit in sec.

Vergleichswerte bei Schülern:

Alter	11–12	13–14	15–16	17–18
Durchschnittswerte in sec				
Jungen	15,0	13,0	12,0	11,5
Mädchen	16,0	14,0	13,3	13,0

2) **Klimmziehen**

getestete Eigenschaft: Kraftausdauer der Armbeuger

Durchführung: Die Testperson beugt aus dem Streckhang am Hochreck (schulterbreiter Griff) die Arme und zieht den Körper hoch, bis die Kinnspitze die Stange berührt. Anschließend senkt sie wieder in den ruhigen Streckhang ab und wiederholt den Bewegungsablauf möglichst oft in 30 sec. Die Kontrolle der völligen Streckung kann mit Hilfe einer in Zehenhöhe gespannten Schnur erfolgen.

Vergleichswerte bei männlichen Schülern:

Alter	11	12	13	14	15
Durchschnittswerte	2,65	3,38	3,40	4.36	5,23

(für Beugung und Streckung
wurde je 1 Punkt gezählt)

3) **Standhochsprung (Jump-and-reach-Test)**

getestete Eigenschaft: Schnellkraft der Beinstrecker

Durchführung: Die Testperson tritt mit präparierten Fingerkuppen (Kreide, Magnesia) vorlings an eine mit einem Maßstab markierte Wand, streckt (ohne mit den Fersen vom Boden abzuheben) beide Arme in die Hochhalte und markiert mit den Spitzen der Mittelfinger in Schulterbreite die maximale Reichhöhe. Anschließend tritt sie 20–30 cm von der Wand zurück, stellt sich seitlings zu ihr und springt aus paralleler Fußstellung beidbeinig nach oben ab. Die Sprunghöhe wird im höchsten Punkt der Flugphase mit den Fingerkuppen einer Hand an der Wand markiert.
Der Test wird nach jeweils 45–60 sec Pause noch zweimal wiederholt. Gewertet wird der beste der drei Versuche, wobei der vertikale Abstand zwischen Reichhöhe und Sprunghöhe gemessen wird.

Vergleichswerte bei Schülern

Alter	12	13	14	15	16	17/18
Durchschnittswerte in cm						
Jungen	33,5	37,0	41,4	41,5	47,5	50,7
Mädchen	34,1	35,0	36,0	35,4	37,9	38,1

4) **Medizinballstoß**

getestete Eigenschaft: Schnellkraft der Streckmuskulatur der Arme (auch Beine und Rumpf)

Durchführung: Die Testperson steht in Schrittstellung mit der Fußspitze des vorderen Beines hinter der Abwurflinie. Sie hat die Aufgabe, aus dieser Stellung einen Medizinball – 2 kg (weibl.), 3 kg (männl.) – möglichst weit zu stoßen. Die Füße bleiben während der Stoßphase und bis zum Auftreffen des Medizinballes am Boden fixiert. Gewertet wird der beste von drei Versuchen.
(Geeignete Vergleichswerte liegen nicht vor.)

5) **Sitzkniebeuge**

getestete Eigenschaft: Maximalkraft der Beinstrecker

Durchführung: Die Testperson steht (Füße schulterbreit, Fußspitzen leicht nach außen gedreht) unter einer auf zwei Ständern gelagerten Scheibenhantel. Die Hantel wird mit den Schultern oder vor der Brust herausgehoben, dabei mit beiden Händen im Ristgriff umfaßt (Ausgangsstellung). Die Testperson hat die Aufgabe, bis in Sitzhöhe (Stuhl oder Bank zur Markierung) in die Kniebeuge abzusinken und wieder in die Ausgangsstellung zu strecken. Während der Durchführung bleiben die Füße mit der ganzen Sohle am Boden, der Rücken bleibt gerade, der Rumpf sollte während der Beinstreckung aufrecht bleiben, d. h. nicht nach vorn abknicken (vgl. hierzu Kap. E. II). In Vorversuchen, die mindestens 1 Tag vorher stattfinden sollten, muß dasjenige Hantelgewicht ermittelt werden, mit dem die Testperson drei aufeinanderfolgende Versuche durchführen kann. Im Test wird mit der im Vorversuch ermittelten Last begonnen; die Maximalleistung sollte innerhalb von fünf Versuchen (Steigerungen) erreicht werden. Zwischen jedem Versuch sollten 2–3 min Pause eingelegt werden.
Zur Vermeidung von Druckstellen empfiehlt es sich, die Schultern abzupolstern; Helfer sollen zur Hantelsicherung bereitstehen. Gewertet wird die Zusatzlast, die die Testperson einmal aus der Sitzkniebeuge zur Streckung bringen kann.

Vergleichswert:
Der Durchschnittswert bei sechzig 17–18jährigen Kugelstoßern einer Testreihe betrug 84,3kg. (Weitere Vergleichswerte liegen nicht vor.)

6) **Bankziehen**

getestete Eigenschaft: Maximalkraft der Armbeuger

Durchführung: Die Testperson befindet sich in Bauchlage mit gestreckten Beinen auf einer Bank. Die Scheibenhantel liegt quer im oberen Bankdrittel, so daß die Stange mit schulterbreit ausgestreckten Armen erreicht werden kann. Die Stange wird im Ristgriff umfaßt, die Hantel senkrecht bis zum Anschlag an die Bankunterkante gezogen und dort für ca. 2 sec fixiert.
In Vorversuchen muß dasjenige Hantelgewicht ermittelt werden, mit dem die Testperson drei aufeinanderfolgende Wiederholungen durchführen kann. Im Test wird begonnen mit der im Vorversuch ermittelten Last, die Maximalleistung sollte in fünf Versuchen (Steigerungen) erreicht werden. Zwischen den Versuchen sollten 2–3 Minuten Pause eingeplant werden. Die Vorversuche sollten mindestens einen Tag vor dem Test durchgeführt werden.
Gewertet wird das Gewicht, das die Testperson einmal bis zum Anschlag ziehen konnte.
(Geeignete Vergleichswerte liegen nicht vor.)

Testbeschreibungen nach M. Grosser, St. Starischka 1981
Vergleichswerte nach F. Fetz, E. Kornexl 1978

Tabelle 2: Übersicht der in den aufgeführten Tests angesprochenen Krafteigenschaften.

	Arme	Beine
Maximalkraft	Nr. 6	Nr. 5
Schnellkraft	Nr. 4	Nr. 3/1
Kraftausdauer	Nr. 2	Nr. 1

Aufgabe 8: *Die Durchführung der einzelnen Testaufgaben wurde jeweils recht ausführlich beschrieben, damit zuverlässige und vergleichbare Aussagen über die Ausprägung der jeweiligen Eigenschaft möglich sind. Das erfordert u. a., daß die Testbedingungen für alle Teilnehmer exakt festgelegt sind und daß der Test unter gleichen Bedingungen wiederholbar ist. Zeigen Sie an Hand eines der beschriebenen Tests, durch welche Angaben das erreicht wird.*

Aufgabe 9: *Wenn Sie einzelne Tests mit der Kursgruppe durchführen, sollten alle Ergebnisse protokolliert werden, damit bei späteren Wiederholungen Vergleichswerte vorliegen, die die langfristige Entwicklung der Muskelkraft dokumentieren. Erstellen Sie ein geeignetes Formblatt für Ihre Testprotokolle. Bedenken Sie zuvor, welche Angaben es enthalten sollte.*

Aufgabe 10: *Um weitere spezielle Ausprägungen von Muskelkraft zu überprüfen, kann die Liste der hier aufgeführten Tests ergänzt werden, z. B. im Hinblick auf die Maximalkraft sowie die Kraftausdauer der Armstrecker. Stellen Sie den vorliegenden Beispielen entsprechend eine weitere Testübung zusammen, und formulieren Sie dazu exakte Anweisungen für die Durchführung.*

Aufgabe 11: *Ermitteln Sie an Hand der Testübung Nr. 6 die absolute Kraft Ihrer Beinstrecker, und errechnen Sie Ihren persönlichen Wert für die relative Kraft. Vergleichen Sie die Werte mit den Ergebnissen aus Test Nr. 4. Lassen sich darin allgemeine Zusammenhänge zwischen relativer Kraft und Sprungvermögen erkennen?*

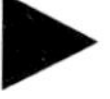

Nach Durcharbeiten des Kap. A sollten Sie u. a. erklären können, was mit den folgenden Begriffen gemeint ist:

- Maximalkraft, Schnellkraft, Kraftausdauer
- absolute und relative Kraft
- isometrische, isotonische, auxotonische Muskelkontraktion
- konzentrische, exzentrische Muskelarbeit
- dynamische, statische Muskelarbeit

B. Muskelkraft aus biologischer Sicht

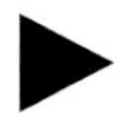

Es ist allgemein bekannt, daß körperlich arbeitende Menschen eine stärker entwickelte Muskulatur haben als reine Kopfarbeiter. Auch weiß jeder, daß man durch gezielte Übungen seine Muskelmasse erheblich vergrößern kann, was das Bodybuilding besonders eindrucksvoll belegt. Bei Frauen tritt das allerdings weniger in Erscheinung, selbst wenn sie ein vergleichbares Training absolvieren (s. hierzu auch S. 91). Diese Feststellungen werfen eine Reihe von Fragen auf:
Welche Zusammenhänge bestehen zwischen Kraftbeanspruchung und Kraftentwicklung?
Inwieweit hängt Muskelkraft von der Muskelmasse ab? Welche weiteren Faktoren spielen eine Rolle?
Wie lange braucht ein Muskel, um sich an die erhöhten Anforderungen (Krafttraining) anzupassen?
Gibt es hinsichtlich der Trainierbarkeit der Muskeln Unterschiede zwischen Männern und Frauen, zwischen Jugendlichen und Erwachsenen?
Welche Rolle spielt die Veranlagung, das Talent?

Diese Fragen und andere sollen im folgenden behandelt werden, mit dem Ziel, die Anpassungsfähigkeit des menschlichen Körpers an Belastungen im Sport, insbesondere die Trainierbarkeit der Muskulatur, in ihren Ursachen und Bedingungen verstehen zu helfen. Das soll Ihnen ein bewußteres Erleben des Trainings- und Anpassungsprozesses ermöglichen sowie eine Grundlage für die selbständige Planung des eigenen Trainings schaffen.
Wer die Veränderungen verstehen will, die das Training im Muskel auslöst, muß allerdings etwas über Bau und Funktionsweise dieses Organs wissen. Als erstes ist daher die Frage zu stellen, wie ein Muskel funktioniert.

1. Wie funktioniert ein Muskel?

Grobstruktur und Antagonismus

Seine typische Eigenschaft, sich aktiv verkürzen zu können, erhält der Muskel durch kontraktile (d. h. zusammenziehbare) Eiweißmoleküle. Daneben enthält er auch elastische Elemente, die als Bindegewebe und Membranen die einzelnen Muskelfasern und den gesamten Muskel umgeben und durchziehen (Abb. 13). Diese gehen an den beiden Enden des Muskels in die Sehne über, die ihrerseits wiederum in eine flüssigkeitsabsondernde Bindegewebshülle, die Sehnenscheide, eingebettet sein kann, in der sie nahezu reibungslos zu gleiten vermag. Über die Sehne sind beide Enden des Muskels mit je einem Knochen verbunden, von denen gewöhnlich nur einer bewegt wird, während der andere bei der Kontraktion als relativ festes Widerlager dient. Den Verknüpfungspunkt der Sehne mit dem feststehenden Knochen bezeichnet man als Muskelursprung, das andere Ende als Muskelansatz.
Ein einzelner Muskel kann nur eine ganz bestimmte Bewegung in immer derselben Richtung veranlassen, z. B. Armbeugen. Für die Gegenbewegung, Armstrecken, ist

ein anderer Muskel erforderlich. So gibt es zu jedem Skelettmuskel einen Gegenspieler, einen Antagonisten. Verkürzt sich der Beuger, so wird der erschlaffte Strecker passiv gedehnt, um sich dann wieder aktiv kontrahieren zu können (Abb. 11). Ein Muskel, der über seine Ruhelänge hinaus passiv gedehnt ist, kann sich mit größerer Kraft kontrahieren als ein Muskel, der nicht vorgedehnt oder gar schon teilweise kontrahiert ist. Deshalb ist gerade im Sport auch die Vordehnung des Antagonisten eine wichtige Aufgabe einzelner Muskeln (Abb. 12). Weitere Erläuterungen hierzu folgen am Ende des Unterkapitels B. 1.

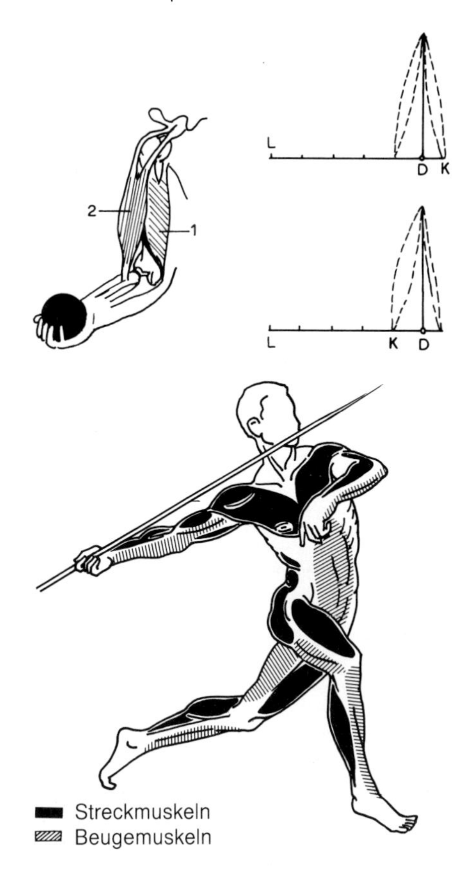

Abb. 11: Armbeuger (Biceps, 2) und Armstrecker (Triceps, 1) als Antagonisten. Rechts oben: Wenn der Arm gestreckt wird, verkürzt sich der Triceps und schwillt an. Unten: Beim Beugen des Arms verkürzt sich der Biceps und schwillt an. L = Last am Ende des Hebel-Lastarmes. D = Drehpunkt des zweiarmigen Hebels. K = Ansatzstelle der Kraft. Lastarm = D–L. Kraftarm = D–K. Im Gegensatz zum Triceps bewegt der Biceps nur einen einarmigen Hebel. Da das Verhältnis von Kraftarm zu Lastarm etwa 1:5 ist, muß entsprechend mehr Kraft zum Heben eines bestimmten Gewichts aufgewandt werden (nach Bauer).
(W. Kuhn 1979, S. 57)

Abb. 12: Beteiligung verschiedener Antagonisten an der Speerwurfbewegung
(U.Jonath,R.Krempel1982,S.135)

Neben der antagonistischen Arbeitsweise der Muskulatur ist zu beachten, daß bei der Umsetzung der Muskelkontraktion in Bewegung, d. h. bei der Kraftübertragung auf den Knochen, die Hebelverhältnisse des Skeletts eine wichtige Rolle spielen (Abb. 11). Ebenso ist der in den Abb. 9 u. 10 dargestellte Zusammenhang zu berücksichtigen.

Feinstruktur und Kontraktionsablauf

Bei der Betrachtung des histologischen[1] Aufbaus des Skelettmuskels fällt das Prinzip der Bündelung auf (Abb. 13). Als strukturelle und funktionelle Einheit ist die Muskelfaser anzusehen. Der Skelettmuskel ist nicht, wie andere Gewebe, aus einzelnen Zellen aufgebaut, sondern aus Fasern. Diese sind als Produkt der Verschmelzung mehrerer Zellen noch daran zu erkennen, daß sie zahlreiche Zellkerne besitzen. An die Stelle der Zellmembran tritt hier die Fasermembran, das Sarkolemm.

Erläuterung:
1 Die *Histologie* untersucht und beschreibt die Gewebestrukturen von Organen.

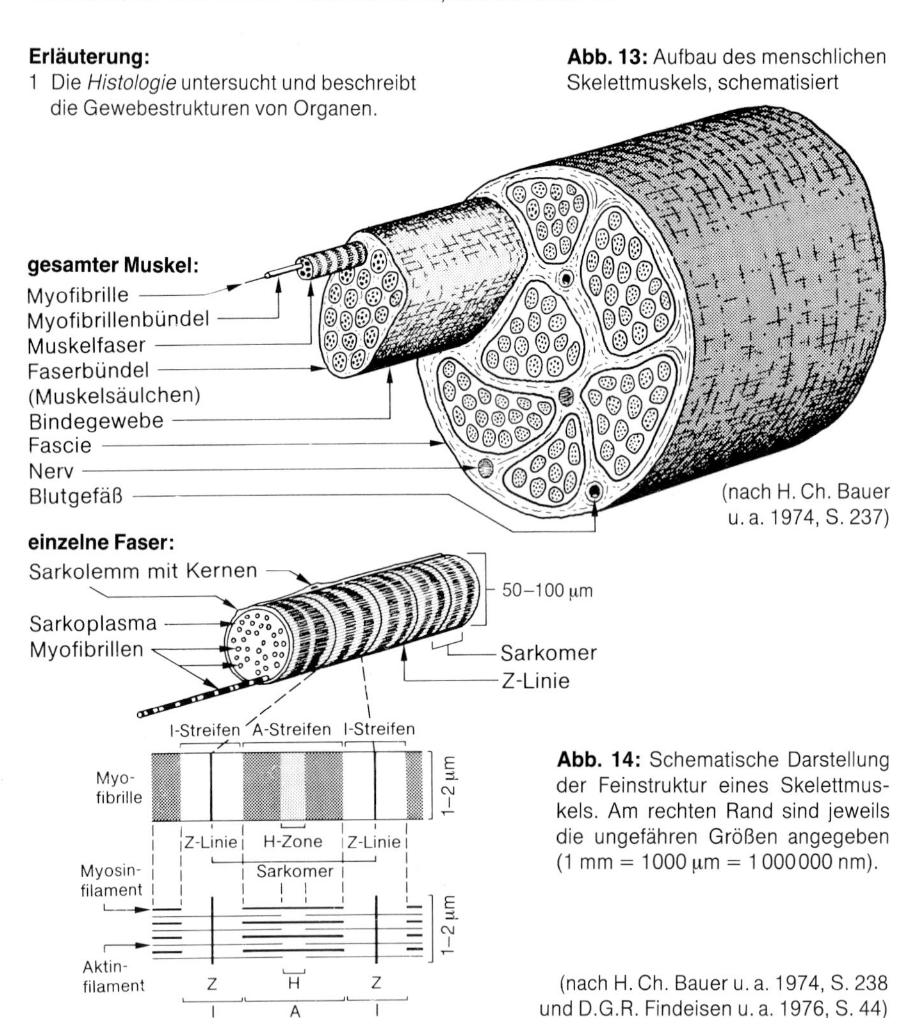

Abb. 13: Aufbau des menschlichen Skelettmuskels, schematisiert

(nach H. Ch. Bauer u. a. 1974, S. 237)

Abb. 14: Schematische Darstellung der Feinstruktur eines Skelettmuskels. Am rechten Rand sind jeweils die ungefähren Größen angegeben (1 mm = 1000 μm = 1 000 000 nm).

(nach H. Ch. Bauer u. a. 1974, S. 238 und D.G.R. Findeisen u. a. 1976, S. 44)

Dem Zellplasma entspricht hier das Sarkoplasma als Grundsubstanz, in die, neben den üblichen Zellorganellen (Mitochondrien u. a.), bündelweise dicht nebeneinander Eiweißfäden, die Myofibrillen, eingebettet sind. Ihre spezielle Anordnung bewirkt die typische Querstreifung, die dem Skelettmuskel auch die Bezeichnung quergestreifter Muskel eingetragen hat (Abb. 14 oben).
Diese Fibrillen nämlich bestehen aus den relativ dünnen, an den „Z-Linien“ miteinander verbundenen Aktinfilamenten und den dazwischen liegenden, etwas dickeren Myosinfilamenten. Diese winzigsten Strukturen, deren Anordnung aus der Abb. 14 hervorgeht, sind die eigentlichen Akteure bei der Muskelkontraktion. Wie sie miteinander in Wechselwirkung treten, beschreibt die im folgenden wiedergegebene Gleit-Filament-Theorie. Sie faßt die Ergebnisse zahlreicher physiologischer und biochemischer Untersuchungen zu einem Erklärungsmodell zusammen. Auch wenn dieses Modell noch eine Reihe von Fragen offen lassen muß, macht es den Gesamtmechanismus weitgehend durchschaubar:

Myosinköpfchen und Aktinfilament haben eine hohe Affinität, wie der Chemiker sagt, d. h. sie sind bestrebt, spontan eine Bindung miteinander einzugehen (Abb. 15). Das wird allerdings durch das Tropomyosin, welches das Aktin als feiner Faden durchzieht, verhindert, wobei wahrscheinlich die an ihm aufgereihten Troponinkugeln die Bindungsstellen blockieren. Unter Einwirkung von Kalzium auf das Troponin wird diese Blokkierung aufgehoben, so daß sich das Myosinköpfchen an das Aktinfilament anheften kann. Bei Zufuhr von Energie kommt es jetzt zu einer Strukturveränderung innerhalb des Myosinmoleküls, was dazu führt, daß das Köpfchen in der Weise, wie es in Abb. 15 dargestellt ist, um ca. 45° „umkippt“ und dabei den angehefteten Aktinfaden um ein Stückchen verschiebt. Nach dem Umkippen löst sich das Köpfchen sehr rasch vom Aktin, richtet sich wieder auf und kann sofort eine erneute Bindung mit dem Aktin eingehen, wobei die jetzige Bindungsstelle gegenüber der ersten etwas versetzt liegt. Dieser Zyklus – Anheften, Umkippen, Lösen, Aufrichten – wird in Sekundenbruchteilen mehrfach

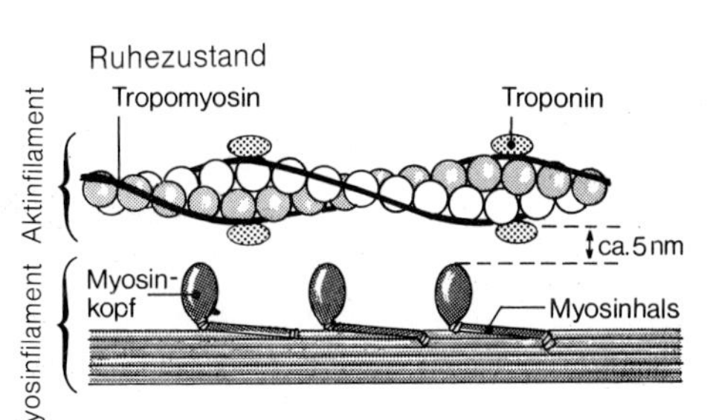

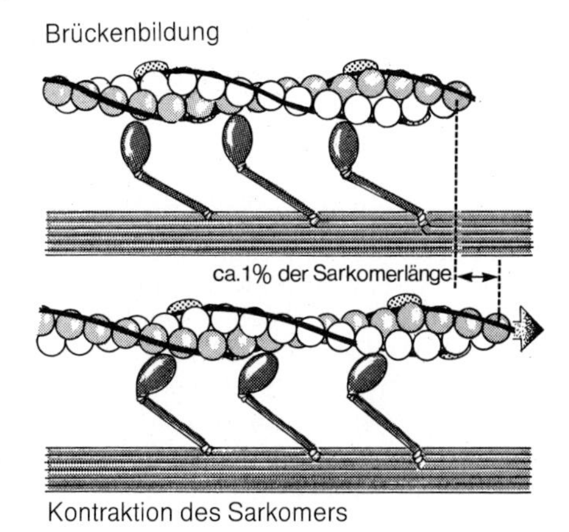

Abb. 15: Brückenbildung und Verschiebung zwischen Aktin- und Myosinfilament
(P. Markworth 1984, S. 35)

durchlaufen. Da die zahlreichen Myosinköpfchen eines Filaments nicht synchron arbeiten, d. h. während die einen ziehen, richten sich andere auf, werden die Aktinfilamente kontinuierlich aufeinander zubewegt, das Sarkomer verkürzt sich (Abb. 16). Bei den vielen tausend Sarkomeren, die in der Muskelfaser hintereinander liegen, führt das zu einer deutlichen Verkürzung des gesamten Muskels.

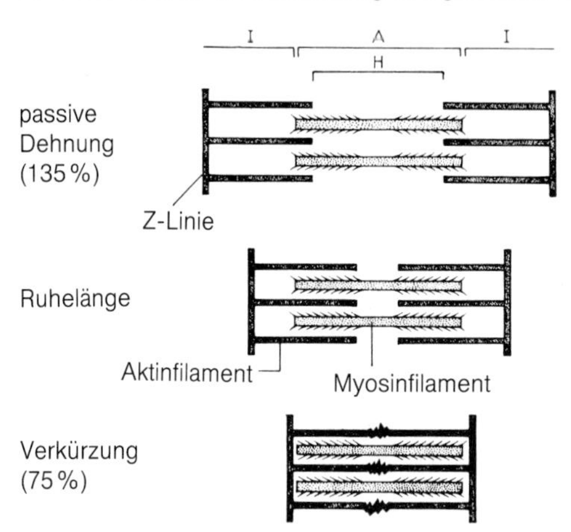

Abb. 16: Veränderung der Lage der Myofilamente[1] zueinander bei Dehnung (135 %) und bei Kontraktion (75 % der Ausgangsruhelänge) eines Sarkomers.

(nach D. G. R. Findeisen u. a. 1976, S. 45)

Erläuterung:
1 *Myofilamente:* Gemeinsame Bezeichnung für Aktin- und Myosinfilamente.

Kontraktionsauslösung

Ohne Kalzium kann keine Brückenbildung zwischen Myosin und Aktin erfolgen. Woher kommt dieser kontraktionsauslösende Stoff?
Er wird in einem Kanalsystem, dem sarkoplasmatischen Reticulum, das die gesamte Faser durchzieht, in hoher Konzentration gespeichert. Elektrische Nervenimpulse, vom Gehirn kommend, bewirken, daß Kalzium schlagartig freigesetzt wird und so unmittelbar zu den Aktinfäden gelangt. Dort hebt es nicht nur die blockierende Wirkung des Troponins auf, sondern aktiviert auch gleichzeitig ATP-spaltende[1] Enzyme, die in das Myosinköpfchen eingelagert sind. So kann aus dem ATP die Energie freigesetzt werden, die für das Umklappen der Köpfchen benötigt wird. Wenn keine Nervenimpulse mehr zur Muskelfaser gelangen, wird das Kalzium sehr rasch in das Kanalsystem zurückgepumpt, was ebenfalls Energie erfordert. Das Troponin entfaltet wieder seine hemmende Wirkung. Aktin und Myosin können sich nicht verbinden. Der „Greif-Loslaß-Zyklus" kann nicht mehr ablaufen.
Vom Eintreffen eines Nervenimpulses an der Muskelfaser bis zum Kontraktionsbeginn vergeht eine Zeit von ca. 1/1000 sek, die sogenannte Latenzzeit. Im Hinblick auf sportliche Bewegung ist es bedeutsam zu wissen, daß bei einem Muskel, der nicht auf Körpertemperatur erwärmt ist, diese Zeitspanne deutlich verlängert ist.

Erläuterung

1 *ATP (= Adenosintriphosphat):* Chemische Verbindung, die als universeller Energieträger des Organismus bezeichnet werden kann. Durch ihre Spaltung mit Hilfe von Enzymen wird Energie frei, die dann für „energieverbrauchende" Vorgänge, wie die Muskelkontraktion, zur Verfügung steht.

Kraftdosierung

Ein einzelner Nerv versorgt jeweils mehrere Muskelfasern mit Impulsen. Man sagt, die Faser wird innerviert. Nerv und zugeordnete Fasern bezeichnet man als neuromotorische Einheit.
Eine Kontraktion wird nur ausgelöst, wenn die Stärke des Nervenimpulses einen bestimmten Schwellenwert überschreitet. Ist das der Fall, so kommt es zu einer vollständigen Kontraktion aller Myofibrillen in allen Fasern dieser Einheit. Wird der Schwellenwert nicht erreicht, kontrahiert sich kein einziges Sarkomer. Die Kontraktion der Fasern einer neuromotorischen Einheit erfolgt also nach dem „Alles-oder-Nichts-Gesetz".
Für den Muskel als Ganzes gilt das natürlich nicht. Er kann seine Kraft sehr fein dosieren, und zwar dadurch, daß seine neuromotorischen Einheiten unterschiedliche Schwellenwerte besitzen. Ein Nervenimpuls geringer Stärke wird nur für wenige Einheiten überschwellig sein. Ein starker Impuls wird mehr Einheiten, d.h. auch mehr Fasern aktivieren.
Die motorischen Einheiten zeigen deutliche Unterschiede in der Anzahl ihrer Muskelfasern. Kleine Einheiten, solche also, in denen einem Nerven nur wenige Fasern zugeordnet sind, besitzen einen niedrigen, große Einheiten dagegen einen hohen Schwellenwert. Wendet also ein Muskel die Hälfte seiner maximalen Kraft auf, so ist zwar die Hälfte seiner Fasern, aber weit mehr als die Hälfte seiner neuromotorischen Einheiten beteiligt. Für eine Steigerung der Kraft stehen dann zwar noch zahlreiche Fasern zur Verfügung, die aber nur relativ wenigen, dafür um so größeren neuromotorischen Einheiten zugeordnet sind. Das hat bedeutsame Konsequenzen für die Feinabstimmung der Kraft bei hoher Muskelbeanspruchung.

Muskelformen

Die Fasern verlaufen nicht in allen Muskeln in Längsrichtung, sondern bei vielen auch schräg dazu. Unter diesem Gesichtspunkt lassen sich Muskelformen mit verschiedenen funktionellen Eigenschaften unterscheiden (Abb. 17).
Dazu muß man sich klar machen, daß jede Myofibrille etwa dieselbe Menge an kontraktilem Eiweiß (Aktin und Myosin) enthält und alle Myosinköpfchen gleich stark sind. Bei diesen Gegebenheiten ist es einleuchtend, daß die maximale Kraft eines Muskels unmittelbar von der Anzahl der Myofibrillen im Muskelquerschnitt abhängt. Ausschlaggebend ist hierbei der physiologische Querschnitt, den man senkrecht zur Muskelfaser mißt.

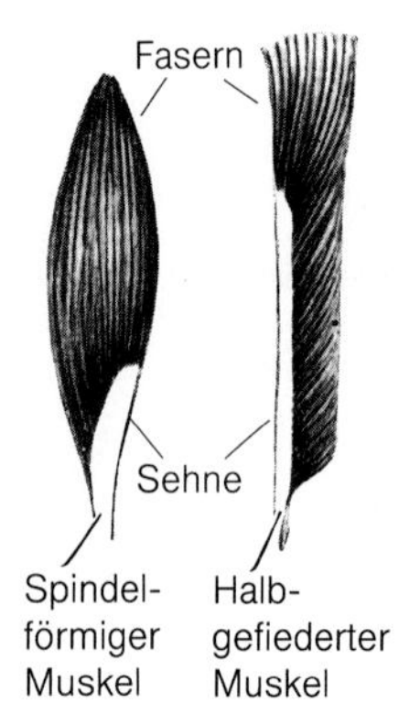

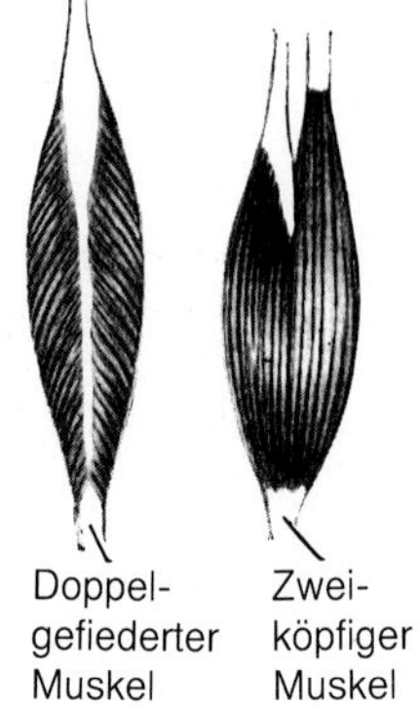

Abb. 17: Die verschiedenen Formen des Muskels (J. Nöcker 1971, S. 16)

Nun können beim gefiederten Muskel besonders viele Fasern an der Sehne ansetzen. Aufgrund der wesentlich geringeren Faserlänge ist aber der Betrag, um den sich der gesamte Muskel verkürzt, deutlich geringer als beim spindelförmigen. Letzteren findet man vor allem dort, wo große Hubhöhen verlangt werden, während gefiederte Muskeln, mit ihrem großen physiologischen Querschnitt, insbesondere an Orten größerer Kraftbeanspruchung liegen.
Aufgrund ihrer Eigenschaft, bei geringem Volumen größte Kraft entwickeln zu können, sind diese Muskeln auch besonders gut für Haltefunktionen innerhalb des Stützapparates geeignet. Gelenke werden als Knochenverbindungen zwar von Bändern zusammengehalten, vielfach haben Muskeln aber die Aufgabe, die Bewegungsführung im Gelenk zu sichern. Das gilt vor allem für Schultergürtel und Wirbelsäule, aber auch für Knie-, Hüft- und andere Gelenke.

Muskelvordehnung und Kraftentfaltung

Die Bedeutung von Ausholbewegungen, vor nahezu allen Würfen und Sprüngen beobachtet man sie, kann man u. a. auf der Grundlage der Struktur und Arbeitsweise des Skelettmuskels erklären. Es läßt sich messen, daß die maximale Kraft, die ein Muskel bei seiner Kontraktion entfalten kann, bei einer vorherigen Dehnung über seine Ruhelänge hinaus größer ist als ohne Vordehnung. Zu erklären ist diese Erscheinung unter einem anatomischen und einem physiologischen Gesichtspunkt.
Ursache aus anatomischer Sicht sind die Bindegewebsanteile des Muskels mit ihren elastischen Eigenschaften. Sie wirken bei passiver Dehnung wie ein gespanntes Gummiband. Die dabei auftretenden elastischen Kräfte werden zu denen der aktiven Kontraktion addiert, was die nach außen wirkende Kraft des Muskels deutlich erhöht.
Allerdings ist zu beachten, daß eine zu starke Vordehnung sich auf den aktiven Kontraktionsvorgang in seiner Anfangsphase negativ auswirkt. Werden nämlich die Aktinfilamente weiter aus den Myosinstrukturen herausgezogen, verringert sich die Anzahl der möglichen Brückenbildungen zwischen Myosin und Aktin (Abb. 16). Es gilt also,

den Muskel in dem Maße vorzudehnen, daß die elastischen Kräfte groß sind, die Beeinträchtigung der Kontraktionskräfte aber gering bleibt. Als günstig ist ein Wert von 130 % der Ruhelänge des Muskels anzunehmen. Unter Ruhelänge versteht man seine Länge in erschlafftem Zustand ohne Einwirken weiterer Kräfte. Für die Praxis kann jedoch kein absoluter Wert angegeben werden, da bei den verschiedenen Bewegungen auch die jeweiligen Hebelverhältnisse und Winkelstellungen der Gliedmaßen zu berücksichtigen sind. Sie können den positiven Effekt der Vordehnung vermindern oder aufheben.
Der physiologische Aspekt: In jedem Muskel befinden sich Sinnesorgane, die sogenannten Muskelspindeln. Erhöht sich die Muskelspannung, wie das auch bei passiver Dehnung der Fall ist, gehen von diesen Rezeptoren Nervenimpulse aus, die nach Umschaltung im Rückenmark zum Muskel zurücklaufen (Muskelspindelreflex oder Muskeldehnungsreflex). Zu dieser unwillkürlichen tritt dann die willkürliche Innervation des Muskels. Es kommt zu einer erhöhten und schnelleren Kraftentfaltung.

Aufgabe 12: *Erläutern Sie die antagonistische Arbeitsweise der Muskulatur mit Hilfe der Abb. 11, und veranschaulichen Sie das Gesagte an Hand von Beispielen aus dem Sport. Gehen Sie dabei auch auf die Abb. 12 ein, und zeigen Sie, welche Muskeln bei dieser Bewegung vorgedehnt werden.*
Aufgabe 13: *Aus der Physik ist Ihnen das Hebelgesetz*

Kraft x Kraftarm = Last x Lastarm

bekannt. Zeigen Sie mit Hilfe der Abb. 11, um wievielmal größer als die zu überwindende Last die Kraft des Armbeugers bzw. -streckers sein muß. Wie verhält sich aufgrund der Hebelwirkung die Strecke, um die die Last gehoben wird zu der Strecke, um die sich der Muskel verkürzt? Wie groß ist das Verhältnis von Hubgeschwindigkeit und Kontraktionsgeschwindigkeit?
➤ **Aufgabe 14:** *Geben Sie an Hand der Abb. 13 u. 14 einen Überblick über den Aufbau des Skelettmuskels.*
Aufgabe 15: *Stellen Sie in Stichworten die Abfolge der Schritte beim Ablauf eines Greif-Loslaß-Zyklus zusammen. Kennzeichnen Sie dabei auch die unterschiedliche Funktion von ATP und Kalzium.*
Aufgabe 16: *Wie könnte das Aufwärmen die Auslösung der Muskelkontraktion beeinflussen, und welche Bedeutung für die sportliche Leistung ergeben sich daraus?*
Aufgabe 17: *Beschreiben Sie den Mechanismus, der die Dosierung der Muskelkraft ermöglicht. Welche Konsequenzen ergeben sich daraus im Hinblick auf die Feinabstimmung des Krafteinsatzes bei Bewegungen mit hohem bzw. geringem Kraftaufwand?*
Aufgabe 18: *Erläutern Sie die biologischen Hintergründe der Muskelvordehnung und nennen Sie Anwendungsbeispiele aus dem Sport.*
Aufgabe 19: *Erläutern Sie den Begriff „physiologischer Muskelquerschnitt", und beschreiben Sie verschiedene Muskelformen. Begründen Sie ihre unterschiedlichen Leistungsmerkmale.*

---

2. Wie paßt sich der Muskel an eine regelmäßige Kraftbeanspruchung an?

Vielleicht haben Sie in der Schule oder im Verein schon einmal für eine gewisse Zeit ein regelmäßiges Krafttraining durchgeführt und konnten dabei bereits in der zweiten oder dritten Trainingsstunde eine Verbesserung Ihrer Leistungsfähigkeit beobachten.
Im voraufgegangenen Abschnitt wurde festgestellt, daß die maximale Kraft eines Muskels von der Anzahl seiner Myofibrillen im physiologischen Querschnitt abhängen müsse. Tatsächlich läßt sich nachweisen, daß regelmäßige Kraftbeanspruchung zu einer Querschnittsvergrößerung führt, die dadurch zustande kommt, daß die Anzahl der Myofibrillen in den Muskelfasern zunimmt.
Allerdings ist zu beobachten, daß im Trainingsverlauf die Muskelkraft deutlich stärker anwächst, als es nach dem Ausmaß der Querschnittsvergrößerung anzunehmen wäre. Auch das so baldige Auftreten des Kraftzuwachses ist mit einer Fibrillenneubildung allein nicht zu erklären. Diese braucht nämlich wesentlich mehr Zeit. Ein Anschwellen des Muskels unmittelbar nach dem Training ist auf eine verstärkte Durchblutung zurückzuführen (vgl. hierzu Thema: Sport, Bd. 11, S. 50). Die Verbesserung der Muskelfunktion nach so kurzer Zeit muß andere Ursachen haben.
Wie bereits erläutert, hängt die Kraft, mit der sich ein Muskel zusammenzieht, von der Anzahl der überschwellig gereizten Muskelfasern ab. Bei noch so starker Willensanspannung ist es allerdings nicht möglich, alle Fasern eines Muskels gleichzeitig zur Kontraktion zu bringen. Der Höchstwert liegt unter gewöhnlichen Bedingungen bei etwa 65–70%. In extremen Situationen, wie in Todesangst oder unter Hypnose, sind Werte bis zu 90% erreichbar. Die Mediziner nennen diesen jenseits der natürlichen Schwelle liegenden Bereich die autonom geschützte Reserve (Abb. 18). Die kurzfristig einsetzende Wirkung des Krafttrainings ist vor allem in einer verbesserten Erregungsübertragung zu sehen. Damit ist folgendes gemeint:

Die vom Gehirn willkürlich ausgesandten motorischen Impulse verlaufen nicht über eine einzige durchgehende Nervenbahn bis hin zur Muskelfaser, sondern über zahlreiche Schaltstationen, wobei sie sowohl verstärkt als auch abgeschwächt werden können. Die regelmäßige Wiederholung eines Erregungsablaufs fördert in vielen Fällen langfristig die Verstärkung. Somit gelangt ein stärkerer Impuls zur motorischen Einheit, der Schwellenwert wird eher überschritten, es können also mehr Einheiten innerhalb eines Muskels überschwellig gereizt werden. Es lassen sich insgesamt mehr Fasern willentlich zur Kontraktion bringen. Man bezeichnet diesen Vorgang als Verbesserung der *intramuskulären Koordination.*
Bestätigt wird dieser Zusammenhang durch die Beobachtung, daß im Zustand der Hypnose Untrainierte ihre Maximalkraft in höherem Maße zu steigern vermögen als Trainierte.
Neben der Verbesserung der intramuskulären Koordination kommt es dann durch vermehrte Fibrillenneubildung zu der genannten Faserverdickung, der *Muskelhypertrophie.* Die Abb. 19 verdeutlicht diese Vorgänge. Ob es daneben auch zu einer Vermehrung der Fasern selbst kommt (Hyperplasie), ist nicht geklärt.

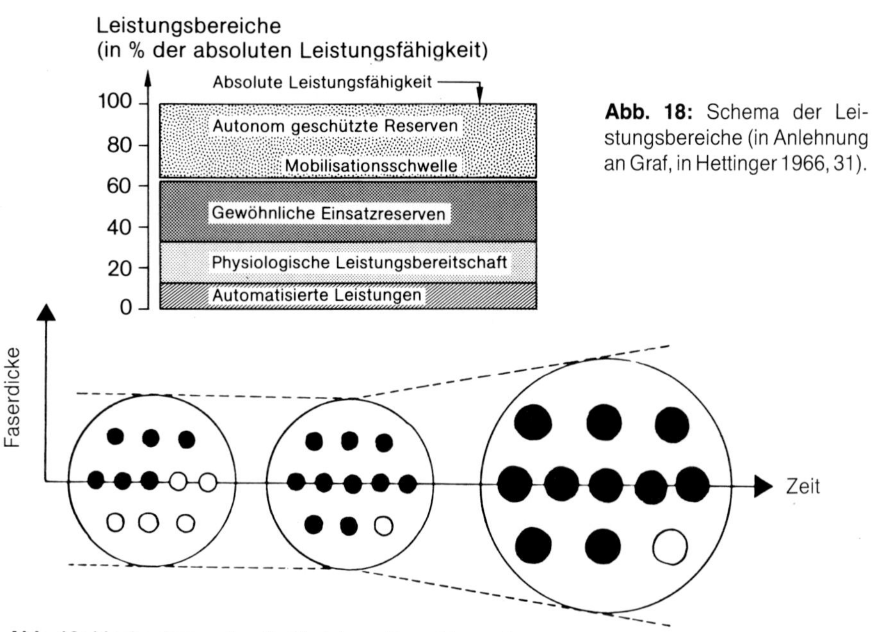

Abb. 18: Schema der Leistungsbereiche (in Anlehnung an Graf, in Hettinger 1966, 31).

Abb. 19: Mechanismus des Krafttrainings: Zuerst kommt es zu einer verbesserten intramuskulären Koordination, dann erst folgt die Muskelfaserhypertrophie, ● kontrahierte, ○ nicht kontrahierte Muskelfaser (verändert nach Fukunaga 1976, 265).

(nach J. Weineck 1980, S. 123)

Als auslösender Reiz für das Dickenwachstum muß eine ausreichend hohe Muskelspannung angesehen werden. Welche physiologischen Vorgänge sie auslöst, ist noch weitgehend unbekannt. Neuere Befunde deuten darauf hin, daß kleine, undifferenzierte Zellen in der Peripherie der Muskelfaser, sogenannte Satellitenzellen, mit dem Aufbau von Aktin- und Myosinstrukturen beginnen. Der unmittelbare Anstoß hierzu könnte durch winzige Verletzungen, Mikrotraumen[1] des Muskelgewebes gegeben werden, die bei Muskelbeanspruchung bestimmter Intensität regelmäßig unbemerkt auftreten. Das würde bedeuten, daß der Hypertrophie Regenerationsvorgänge[2] zugrunde liegen, wie sie im Prinzip bei jeder Wundheilung ablaufen. Vermutet wird aber auch, daß ein hoher lokaler Mangel an ATP und Kreatinphosphat als auslösender Reiz wirksam sein könnte.

Erläuterungen:

1 *Trauma:* Schädigende Gewalteinwirkung sowie (im vorliegenden Falle) ihre Auswirkung.

2 *Regeneration:* Erneuerung und Wiederherstellung verlorener bzw. beschädigter Körperteile und Gewebe.

Schließlich ist noch ein weiterer Vorgang von Bedeutung. Wir wissen, daß bei jeder sportlichen Bewegung mehrere Muskeln beteiligt sind, die als Synergisten gleichgerichtet oder als Antagonisten entgegengerichtet arbeiten. Wie kraftwirksam eine Gesamtbewegung erfolgt, z. B. ein Abwurf oder ein Absprung, liegt auch an der exakten zeitlichen Abstimmung der Aktivität aller beteiligten Muskeln.

Diese *intermuskuläre Koordination* hängt nicht unmittelbar von der Kraft der beteiligten Muskeln ab, sie ist aber nicht unerheblich für eine wirksame Kraftentfaltung bei sportlichen Bewegungen.
Aktivität und Zusammenspiel der Muskeln lassen sich mit Hilfe der Elektromyographie aufzeichnen. Hierbei wird die Stärke der Nervenimpulse, die über den Muskel laufen, registriert und aufgezeichnet (Abb. 20).
Die Aufzeichnung beginnt mit Einsetzen des Armzuges und endet nach dem Vorbringen des Armes.

Abb. 20: Elektromyographische Ergebnisse von zwei Kraulschwimmern

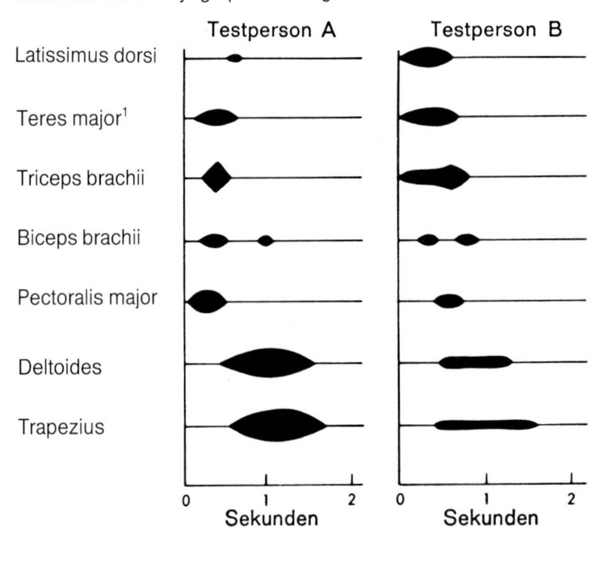

Testperson A
Mitglied des Universitäts-Schwimmklubs (Universität Tokio), jedoch kein Spitzenschwimmer.

Testperson B
einer der besten Kraulschwimmer Japans.

Die beiden nebenstehenden Abbildungen sind Diagramme, die schematisch die Muskeltätigkeit darstellen, wie sie im Elektromyogramm aufgezeichnet wurde. Die Amplitude dieser Abbildungen zeigt das Ausmaß der Muskelkontraktionen. Die horizontale Linie (Abszisse) zeigt Beginn, Dauer und Ende der Kontraktion eines jeden Muskels in Sekunden.

(J. E. Counsilman 1978, S. 39)

Erläuterung:
1 *Teres major:* Großer runder Schultermuskel; er liegt unter dem breiten Rückenmuskel (Latissimus dorsi) und unterstützt diesen in seiner Aufgabe, den Oberarm seitlich zum Körper zu ziehen. (In Abb. 7 nicht eingezeichnet)

Aufgabe 20: *Formulieren Sie einen kurzgefaßten Überblick über die Anpassungsprozesse, die zu einer Verbesserung der Muskelkraft führen. Erläutern Sie in diesem Zusammenhang auch die Aussagen der Abb. 18 u. 19.*

Aufgabe 21: *Inwiefern bestätigt die Beobachtung, daß im Zustand der Hypnose Untrainierte ihre Maximalkraft in höherem Maße zu steigern vermögen als Trainierte, die trainingsbedingte Verbesserung der intramuskulären Koordination?*

Aufgabe 22: *Erläutern Sie die Bedeutung der intermuskulären Koordination für die Wirksamkeit des Krafteinsatzes in Bewegungsabläufen. Diskutieren Sie an Hand der Abb. 20 die Bedeutung der Elektromyographie.*

3. Sind Männer muskelstärker als Frauen?

In jedem anderen Fach wäre es undenkbar, daß durch offizielle Vorgabe der Richtlinien die Leistung von Jungen und Mädchen mit zweierlei Maß gemessen würde (Tab. 3). Auf welcher Grundlage ist das im Sport, wo es sogar selbstverständlich erscheint, zu rechtfertigen?

Tabelle 3: Zuordnung von Leistungswerten und Notenpunkten für die Abiturprüfung in Nordrhein-Westfalen[1]. Dieser Auszug umfaßt nur einen Teil der auswählbaren Disziplinen.

Leichtathletik/Jungen

Punkte	100 m	200 m	400 m	800 m	Weitsprung	Hochsprung	Kugelstoßen (6,25 kp)
	ab sec	ab sec	ab sec	ab min	ab m	ab m	ab m
20	11.3	23.4	54.0	2:09.0	6,16	1,82	11,20
19	11.4	23.6	54.3	2:10.0	6,11	1,80	11,10
18	11.5	23.8	54.6	2:11.0	6,06	1,78	11,00
17	11.6	24.0	54.9	2:12.0	6,01	1,76	10,85
16	11.7	24.2	55.2	2:13.0	5,96	1,74	10,70

Anmerkung:

1 Die praktische Prüfung in der Leichtathletik besteht in Nordrhein-Westfalen aus einem Fünfkampf, den der Prüfling selbst zusammenstellen kann. Dabei muß jeder der folgenden Bereiche durch eine Disziplin vertreten sein:
- Kurzstreckenlauf, einschließlich Hürdenlauf
- Mittel-/Langstreckenlauf (ab 800 m)
- Sprung
- Wurf / Stoß

Die Note wird aus der Durchschnittspunktzahl aller Disziplinen ermittelt. Dabei entsprechen 15 Punkte der Note „1+“ und 1 Punkt der Note „5–“.

Punkte	100 m	200 m	400 m	800 m	Weit-sprung	Hoch-sprung	Kugel-stoßen (6,25 kp)
	ab sec	ab sec	ab sec	ab min	ab m	ab m	ab m
15	11.8	24.4	55.5	2:14.0	5,91	1,72	10,55
14	11.9	24.6	55.9	2:16.0	5,85	1,70	10,35
13	12.0	24.8	56.4	2:18.0	5,78	1,68	10,15
12	12.1	25.0	56,9	2:20.0	5,70	1,66	9,95
11	12.2	25.2	57.5	2:22.0	5,61	1,64	9,75
10	12.3	25.4	58.1	2:24.0	5,51	1,62	9,50
9	12.4	25.7	58.8	2:27.0	5,40	1,60	9,25
8	12.5	26,0	59,6	2:30.0	5,28	1,57	8,95
7	12.7	26.3	60.4	2:33.0	5,16	1,54	8,65
6	12.9	26.7	61.3	2:36.0	5,04	1,51	8,30
5	13.1	27.1	62,3	2:40.0	4,90	1,47	7,95
4	13.3	27.5	63.3	2:44.0	4,75	1,43	7,55
3	13.5	27.9	64.3	2:48.0	4,59	1,39	7,15
2	13.7	28.3	65.4	2:52.0	4,42	1,35	6,75
1	13.9	28.7	66.5	2:56.0	4,24	1,31	6,35

Leichtathletik/Mädchen

Punkte	100 m	200 m	400 m	800 m	Weit-sprung	Hoch-sprung	Kugel-stoßen (4 kp)
	ab sec	ab sec	ab sec	ab min	ab m	ab m	ab m
20	12.8	27.2	62.3	2:37.0	4,87	1,58	9,25
19	12.9	27.4	63.1	2:38.0	4,82	1,56	9,15
18	13.0	27.6	64.0	2:39.0	4,77	1,54	9,05
17	13.1	27.8	64.9	2:40.5	4,72	1,52	8,95
16	13.2	28.0	65.9	2:42.0	4,67	1,50	8,85
15	13.3	28.2	66,9	2:44.0	4,62	1,48	8,75
14	13.4	28.4	68.3	2:46.5	4,57	1,46	8,60

13	13.5	28.7	69.7	2:49.0	4,51	1,44	8,45
12	13.6	29.0	71.2	2:52.0	4,45	1,42	8,25
11	13.8	29,3	72.7	2:55.0	4,38	1,40	8,05
10	14.0	29.6	74.2	2:58.5	4,31	1,38	7,85
9	14.2	30.0	76.1	3:02.5	4,23	1,36	7,65
8	14.4	30.4	78.2	3:07.0	4,14	1,33	7,40
7	14.6	30.8	80.4	3:12.0	4,04	1,30	7,15
6	14.8	31.3	82,8	3:17.0	3,93	1,27	6,85
5	15.0	31.8	85.5	3:22.0	3,82	1,24	6,55
4	15.2	32.3	88.5	3:28.0	3,70	1,21	6,20
3	15.4	32.9	91.5	3:34.0	3,58	1,17	5,85
2	15.6	33.5	94.5	3:40.0	3,45	1,13	5,50
1	15.8	34.1	97.5	3:46.0	3,32	1,09	5,10

aus: Richtlinien und Lehrpläne für den Sport in den Schulen im Lande Nordrhein-Westfalen

Eine Antwort auf die oben gestellte Frage ergibt sich aus den im folgenden dargestellten Untersuchungsergebnissen und Sachzusammenhängen:

Meßbare Unterschiede in der Kraft und Kraftentwicklung

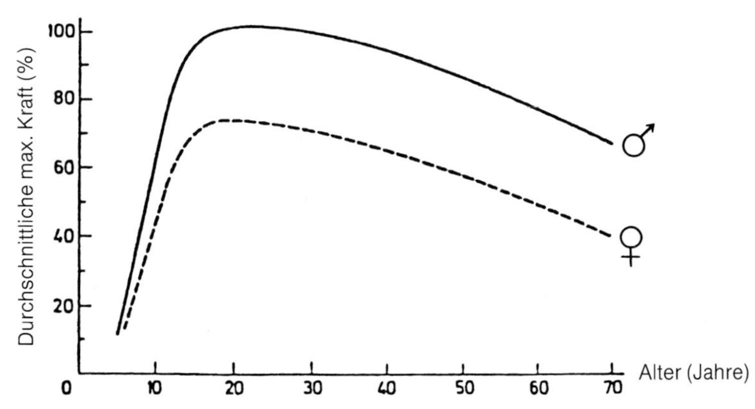

Abb. 21: Das Verhalten der maximalen statischen Muskelkraft bei männlichen und weiblichen Personen im Laufe des Lebens (nach Hollmann u. Hettinger, 1976)

(nach H. Mellerowiez, W. Meller 1978, S. 68)

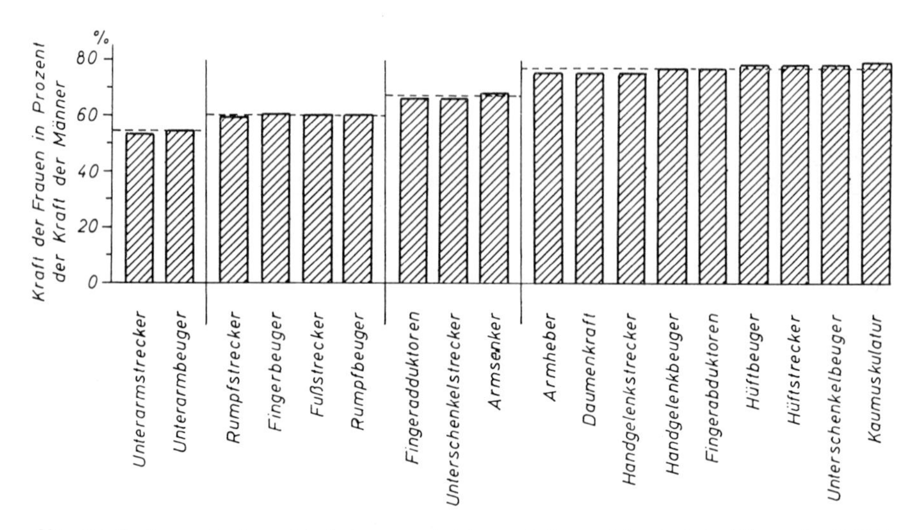

Abb. 22: Kraft verschiedener Muskelgruppen bei Frauen in Prozent der Kraft der Männer (= 100 %) – nach Werten von Bethe und Fischer, Hettinger, Reys, Schochrin, Uhland (nach Hettinger).
(J. Nöcker 1971, S. 401)

Unterschiedliche körperliche Voraussetzungen

Die Sportmedizin berichtet:

Die durchschnittliche Körperlänge der Frau bleibt 10–12 cm unter der des Mannes. Bedeutsamer für den Sport ist jedoch, daß bei Frauen der Fett-Anteil am Gesamtkörpergewicht bei 25–30 % liegt, während er beim Mann nur etwa 10–18,2 % ausmacht. Umgekehrt verhält es sich mit dem Anteil der Muskulatur. Bei der Frau liegen hier die Werte zwischen 23–35,8 %, beim Mann zwischen 40 und 41,8 %. Doch nicht allein dieses Verhältnis zwischen aktivem Bewegungsapparat (Muskulatur) und zu bewegender Körpermasse ist bei der Frau – im Hinblick auf den Leistungssport – ungünstiger als beim Mann.
Es hat sich nämlich herausgestellt, daß 1 cm^2 Querschnittsfläche der weiblichen Muskulatur nur etwa 75–80 % der Kraftleistung aufzubringen vermag, die der gleiche Querschnittsanteil männlicher Muskulatur erzielt. Daher bleibt die Muskelkraft der Frau insgesamt um 30–40 % unter der des Mannes.

W. Kuhn 1979, S. 161

Zu den oben genannten Befunden kommen geschlechtsspezifische Merkmale des Knochenbaues hinzu. Das breitere Becken und der kleinere Winkel zwischen Oberschenkelhals und Oberschenkelknochen führen dazu, daß das weibliche Beinskelett zu den Knien hin schräger verläuft als das männliche (Abb. 23). Das bedeutet ungünstigere Hebelverhältnisse und eine weniger effektive Kraftübertragung bei allen Lauf- und Sprungbewegungen.
Da bei Frauen der Gelenkwinkel zwischen Oberarm und Unterarm ebenfalls kleiner ist, liegen auch für Wurf- und Stoßübungen ungünstigere Bedingungen vor (Abb. 24).

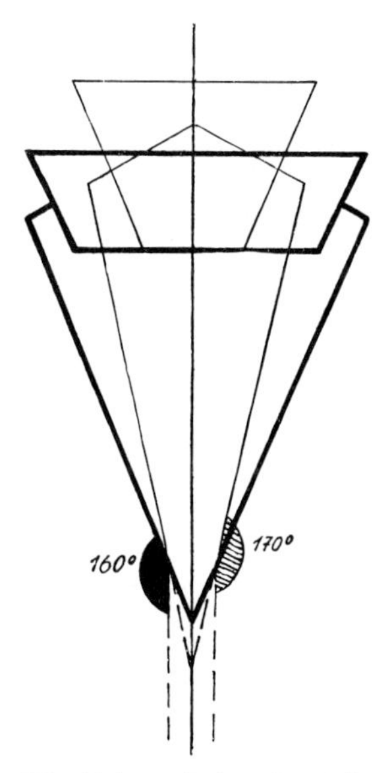

Abb. 23: Schematische Darstellung des männlichen und weiblichen Beckens mit den unteren Extremitäten (stark ausgezeichnet = weibliches Becken).

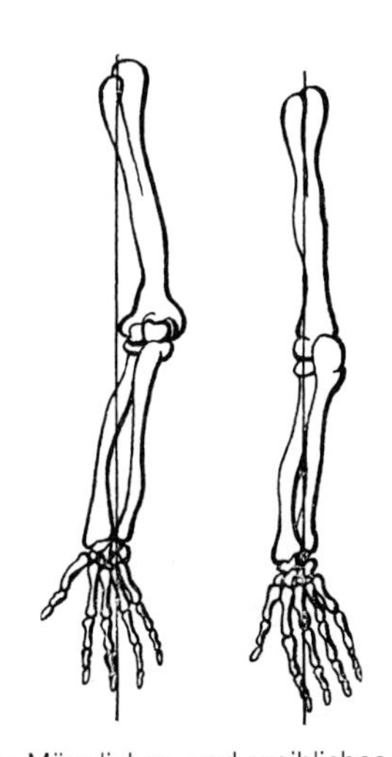

Abb. 24: Männliches und weibliches Armskelett
(links weiblich, rechts männlich).
(J. Nöcker 1971, S. 400)

Physiologische Ursachen der unterschiedlichen Kraftentwicklung

Unser Muskelgewebe ist, wie auch das anderer Organe, einem ständigen Umbau unterworfen. Die dabei ablaufenden Stoffwechselprozesse können durch exogene (äußere) und endogene (innere, körpereigene) Faktoren gefördert oder gehemmt werden. In diesem Sinne stellt eine starke, länger andauernde Anspannung der Muskelfaser, wie oben festgestellt, einen Reiz für die Neubildung von Muskeleiweiß, also von Aktin- und Myosinfilamenten dar. Bei Bewegungsmangel überwiegen die Abbauprozesse. Vielfach ist die Intensität von Stoffwechselvorgängen auch von der Anwesen-

heit bestimmter körpereigener Stoffe abhängig. Einer der wirksamsten im Falle des Muskelaufbaues ist das Testosteron, das als männliches Sexualhormon bekannt ist. Es wird auch im weiblichen Organismus gebildet, allerdings in wesentlich geringeren Mengen.
Die Abb. 25 zeigt, wie sich die Trainierbarkeit der Gliedmaßenmuskulatur in Abhängigkeit von Alter und Geschlecht verändert. Abb. 26 veranschaulicht die 17-Ketosteroid-Ausscheidung in verschiedenen Lebensaltern. Diese Verbindung ist ein Abbauprodukt des Testosteron, das sich im Harn quantitiativ nachweisen läßt. Die Ausscheidung von 17-Ketosteroiden ist also ein direktes Maß für die Testosteronproduktion.

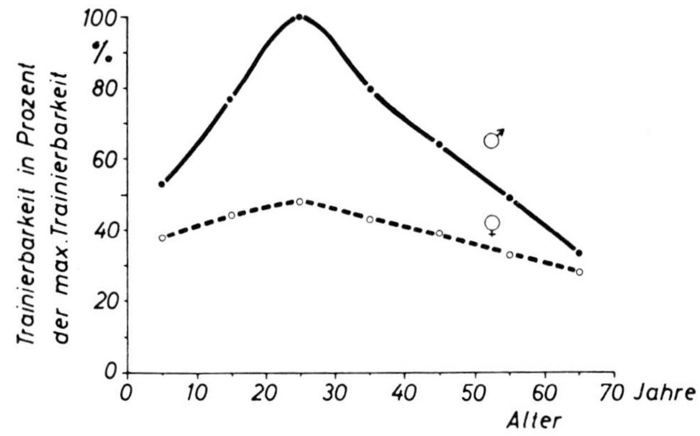

Abb. 25: Die Trainierbarkeit der Gliedmaßenmuskulatur in Abhängigkeit von Alter und Geschlecht (aus: Th. Hettinger: Isometrisches Muskeltraining, 4. Aufl. Thieme, Stuttgart 1972)

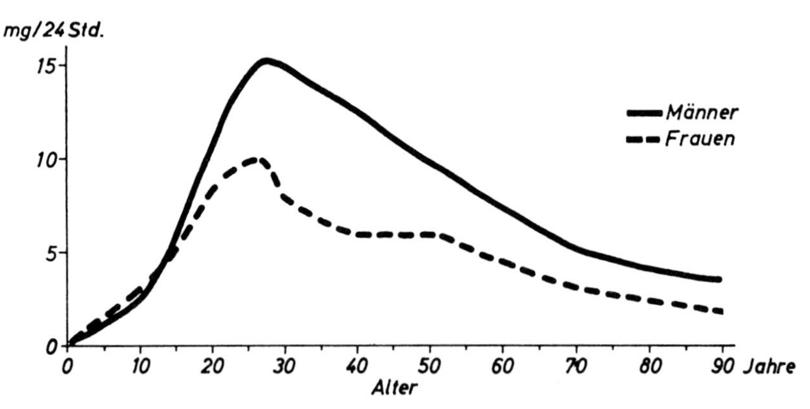

Abb. 26: 17-Ketosteroid-Ausscheidung in Abhängigkeit von Alter und Geschlecht (aus: Th. Hettinger: Isometrisches Muskeltraining 4. Aufl. Thieme, Stuttgart 1972)

(J. Stegemann 1977, S. 310, 311)

Aufgabe 23: *Erstellen Sie eine Liste von Sportarten, in denen nach Ihren Beobachtungen der Leistungsunterschied zwischen Männern und Frauen a) besonders groß, b) besonders klein bzw. gar nicht vorhanden ist.*
Aufgabe 24: *Nach Abb. 22 sind die Kraftunterschiede von Frauen gegenüber Männern in verschiedenen Muskelgruppen unterschiedlich groß. In welchen Sportarten und Übungen, in denen Kraft eine besondere Rolle spielt, läßt sich danach ein größerer bzw. weniger großer Leistungsunterschied erwarten? Welche der oben genannten weiteren geschlechtsspezifischen Merkmale müssen dabei ggf. noch berücksichtigt werden? Vergleichen Sie Ihre Ergebnisse mit Ihrer Liste zu Aufgabe 23.*
Aufgabe 25: *Erstellen Sie eine Liste von Faktoren, die dafür verantwortlich sind, daß Frauen gegenüber Männern im Sport unter dem Aspekt der Kraft benachteiligt sind.*
Aufgabe 26: *Erläutern Sie an Hand eines Vergleichs der Abb. 25 und 26 die physiologischen Hintergründe für die unterschiedliche Trainierbarkeit der Kraft in Abhängigkeit von Geschlecht und Lebensalter.*
Aufgabe 27: *In welcher Weise trägt nach Ihrer Ansicht der normierte Wettkampfsport den beschriebenen geschlechtsspezifischen Unterschieden Rechnung? Welche Auswirkungen auf den Schulsport können sie feststellen? Berücksichtigen Sie hierzu auch die Tab. 3. Welche Regelungen lassen sich nach Ihrer Meinung eher auf gesellschaftliche Tradition als auf biologische Besonderheiten zurückführen?*

4. Welche Rolle spielt die Veranlagung?

„Vom Vater hab' ich die Statur,
des Lebens ernstes Führen
vom Mütterchen die Frohnatur
und Lust zu fabulieren.

Urahnherr war der Schönsten hold,
das spukt so hin und wieder;
Urahnfrau liebte Schmuck und Gold,
das zuckt wohl durch die Glieder.

Sind nun die Elemente nicht
aus dem Komplex zu trennen,
was ist denn an dem ganzen Wicht
Original zu nennen?"

Goethe

Die Veranlagung, das Talent, so hört man oft, spiele auch im Sport eine große Rolle. Nicht umsonst haben die großen englischen Fußballclubs eigene „Talentscouts" (Talentspäher) in ihren Diensten, um nur eines von vielen Beispielen für systematische Talentsuche zu nennen.
Uns stellt sich hier die Frage, inwieweit konditionelle Grundeigenschaften, speziell die Leistungsfähigkeit der Muskulatur, auf Veranlagung zurückgeführt werden können. Zu ihrer Beantwortung muß man folgendes Wissen:

Im allgemeinen kann man zwei Typen von Muskeln unterscheiden, den roten und weißen (vgl. Thema: Sport, Bd. 11, S. 81 f.). Insbesondere in bezug auf die Muskulatur des Menschen ist das aber nur eine grobe Einteilung. Bei näherer Betrachtung ergibt sich folgendes Bild:

Ein Skelettmuskel besteht – vereinfacht dargestellt – aus langsam kontrahierenden Fasern (auch slow twitch fibers, STF oder Typ-I-Fasern genannt) und schnell kontrahierenden Fasern (auch fast twitch fibers, FTF oder Typ-II-Fasern genannt). Ein Muskel mit überwiegendem Anteil an STF wird als roter Muskel gekennzeichnet (Abb. 27 rechts), während das vermehrte Auftreten von FTF kennzeichnend für den sogenannten weißen Muskel ist (Abb. 27 Mitte).
Die langsame Faser ist besonders gut für die aerobe Energiebereitstellung ausgestattet (vgl. Thema: Sport, Bd. 11, S. 76f). In der schnellen laufen anaerobe Prozesse effektiver ab; außerdem besitzt sie eine größere Fibrillendichte.
Die verschiedenen Fasertypen sind, wie bereits erwähnt, innerhalb einzelner Muskeln unterschiedlich ausgeprägt. So nehmen in Muskeln, die einer regelmäßigen Dauerbeanspruchung unterliegen oder überwiegend Haltefunktion übernehmen, die STF einen größeren Raum im Muskelquerschnitt ein als in solchen, die überwiegend auf Maximal- oder Schnellkraft beansprucht werden. Diese Unterschiede gelten nicht nur für die verschiedenen Muskeln eines Organismus, auch die Gesamtmuskulatur eines jeden Menschen ist stärker in Richtung des einen oder des anderen Muskeltyps ausgeprägt. Welche Faktoren dafür verantwortlich sind, läßt sich nicht eindeutig sagen. Die Vererbung scheint von nicht geringer Bedeutung zu sein, vor allem im Hinblick auf den zahlenmäßigen Anteil der Fasern des jeweils einen oder anderen Typs im Muskel.

Bei entsprechenden Trainingsreizen hypertrophieren beide Fasertypen selektiv, d. h. bei hoher Kraftbeanspruchung die schnellen Fasern, bei Ausdauerbelastung die langsamen (Abb. 27).
Schnelle Fasern können auch in langsame umgewandelt werden, während der umgekehrte Fall seltener auftritt. So kann schon aus diesem Grunde ein begabter Langstreckenläufer kaum davon ausgehen, jemals ein hervorragender Sprinter zu werden, während das Ausdauertraining eines Sprinters erfolgversprechender ist.

Ausgangssituation

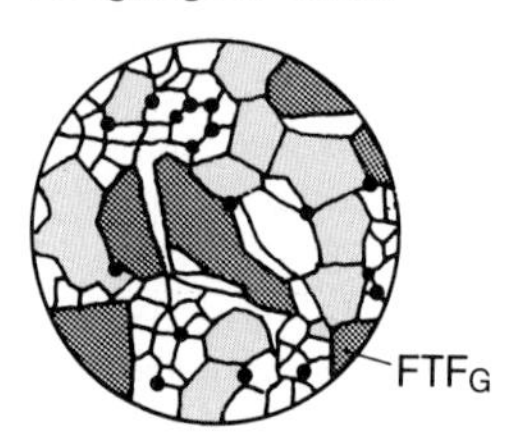

nach Krafttraining

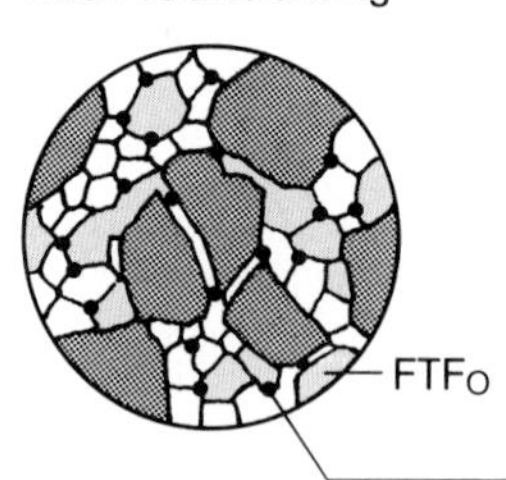

nach Ausdauertraining

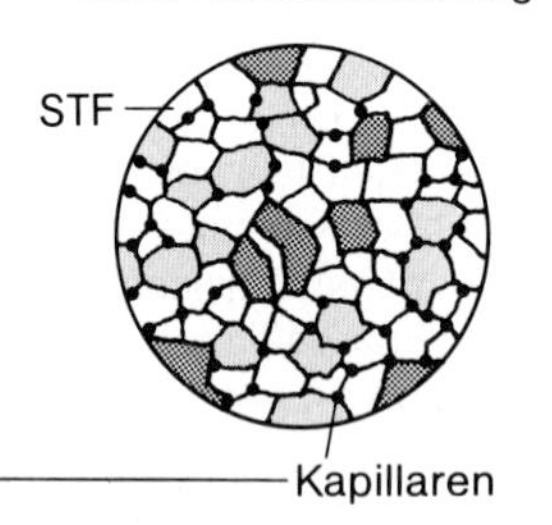

Abb. 27: Muskelquerschnitte mit Darstellung der Veränderung von Faserdicke und -anteilen sowie der Kapillarisierung[1] in Abhängigkeit von der Art des Trainings

FTF_G = schnelle Fasern, glykolytisch[2]
FTF_O = schnelle Fasern, oxydativ[3]
STF = langsame Fasern

Erläuterungen:

1 *Verbesserte Kapillarisierung:* Verstärkte Aufzweigung des feinen Blutgefäßnetzes in der Muskulatur mit dem Ergebnis einer besseren Energieversorgung.

2 *Fasern, glykolytisch:* Fasern, die bei unzureichender Sauerstoffversorgung (d.h. bei hoher Belastung) noch eine wirksame Energiebereitstellung gewährleisten.
3 *Fasern, oxydativ:* Fasern mit relativ leistungsfähigem aeroben Energiestoffwechsel (d.h. bei ausreichender Sauerstoffversorgung, also niedriger bis mittlerer Belastung).

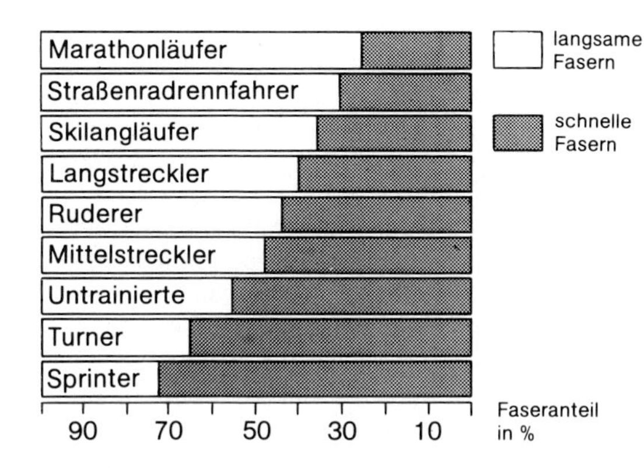

Abb. 28: Faserverteilung in Abhängigkeit von der motorischen Anforderung bei Erwachsenen. (Angeborene Voraussetzungen und Auswahl sind wichtig für die Eignung in einer Sportart)
(nach U. Pahlke 1980, S. 26, 27)

➤ **Aufgabe 28:** *Kennzeichnen Sie die spezifische Leistungsfähigkeit der verschiedenen Muskelfasertypen, und erläutern Sie vor diesem Hintergrund die Abb. 28.*

➤ **Aufgabe 29:** *Erläutern Sie an Hand der Abb. 27 mögliche Trainingseinflüsse auf die Zusammensetzung des Muskels. Welche Bedeutung messen Sie der Veranlagung im Hinblick auf die Trainierbarkeit von Kraft und Ausdauer bei?*

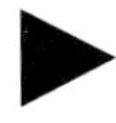

Nach Durcharbeiten des Kap. B sollten Sie u.a. erklären können, was mit den folgenden Begriffen gemeint ist:

- Muskelursprung und Muskelansatz
- Synergisten und Antagonisten
- Gleit-Filament-Theorie
- Schwellenwert einer neuromotorischen Einheit
- physiologischer Muskelquerschnitt
- spindelförmiger, gefiederter, zweiköpfiger Muskel
- Muskelvordehnung; elastische Elemente des Muskels, Muskelspindel
- autonom geschützte Reserve
- intramuskuläre Koordination
- intermuskuläre Koordination
- Muskelhypertrophie
- Elektromyographie, Elektromyogramm
- geschlechtsspezifische Kraftunterschiede
- Testosteronwirkung auf die Muskulatur
- schnell und langsam kontrahierende Muskelfasern; weißer und roter Muskel

C. Methoden und Formen des Krafttrainings

1. Wie hoch soll die Trainingsbelastung sein? – Ergebnisse trainingswissenschaftlicher Experimente

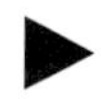

> Du scheinst dir einzubilden, mein guter Anacharsis, es sey mit den Kräften des menschlichen Körpers wie mit Wasser, Wein oder andern flüssigen Dingen, die in einem Gefäße aufbehalten werden, und du besorgst, wie ich sehe, wenn wir sie in unsern gymnastischen Übungen ausfließen lassen, so seien sie verloren, und der Körper bleibe nun leer und trocken, weil er sich nicht von innen aus wieder anfüllen könne. Aber da machst du dir eine ganz falsche Vorstellung: je mehr jemand seine Kräfte durch Arbeiten erschöpft, je stärker fließen sie ihm zu, und es ist damit gerade wie mit der gefabelten Hydra, der für jeden abgehauenen Kopf immer zwey neue wuchsen. Werden sie hingegen nicht von Jugend an geübt und angestrengt, wird ihnen nicht immer hinreichende Materie gegeben; alsbald tritt der Fall ein, wo sie von ermüdenden Arbeiten geschwächt und aufgezehrt werden. Es geht damit wie mit Feuer und Licht: du kannst mit dem nähmlichen Hauche ein Feuer anfachen und in wenig Augenblicken größer machen, womit du eine Lampe ausbläsest, wenn sie nicht Materie genug hat, und ihre Flamme stark genug ist, den Hauch auszuhalten.
>
> Lukian (um 170 n. Chr.)

Die Erkenntnis, daß regelmäßige Kraftbeanspruchung die Muskeln stärker werden läßt, ist schon sehr alt, ebenso wie die Vorstellung, daß die Höhe der Belastung das richtige Maß haben müsse.

An dieser Stelle ergeben sich im Hinblick auf das Krafttraining konkrete Fragen wie die folgenden:
Wie groß muß die Muskelanspannung sein, um einen Kraftzuwachs auszulösen?
Wie lang muß sie dauern?
Ist eine tägliche Beanspruchung erforderlich, um einen deutlichen Fortschritt zu erzielen?
Wie lange hält der einmal erzielte Kraftzuwachs an, wenn die regelmäßige Belastung wegfällt?
Heute versucht man, mit Hilfe trainingswissenschaftlicher Untersuchungen diese Fragen zu beantworten. Sachzusammenhänge und Gesetzmäßigkeiten wurden aufgedeckt und Verfahrensweisen für die Trainingspraxis erstellt.
Grundsätzlich gelten die hierbei gewonnenen Erkenntnisse hinsichtlich der Anpassungen des Organismus an Belastungen gleichermaßen für das Fitness- wie das Hochleistungstraining.

Hettinger und *Müller* fanden bei isometrischem Krafttraining, daß unter sonst völlig gleichen Bedingungen bei einer Spannung, die unter 20 % der Maximalspannung liegt, die Muskulatur geringer wird, d. h. die Kraft nachläßt. Bei einer täglichen Belastung von 20 bis 30 % der Maximalkraft bleibt die Muskelkraft gleich (Indifferenzbereich). Es sind dies also die notwendigen Erhaltungsreize für die im täglichen Leben benötigte normale Kraft. Erhöhen sich die Spannungsreize, so kommt es zu einer Kraftvermehrung, nach *Hettinger* genügen bereits 40–50 % der Maximalkraft, um zum optimalen Erfolg zu kommen. Aus Abb. [29], in der diese Untersuchungsergebnisse graphisch dargestellt sind, geht hervor, daß Beanspruchungen von 40 % bereits zu einem wöchentlichen Kraftgewinn von 4 % führen, der auch bei höheren Belastungen bis zum Maximum nicht mehr gesteigert werden kann.

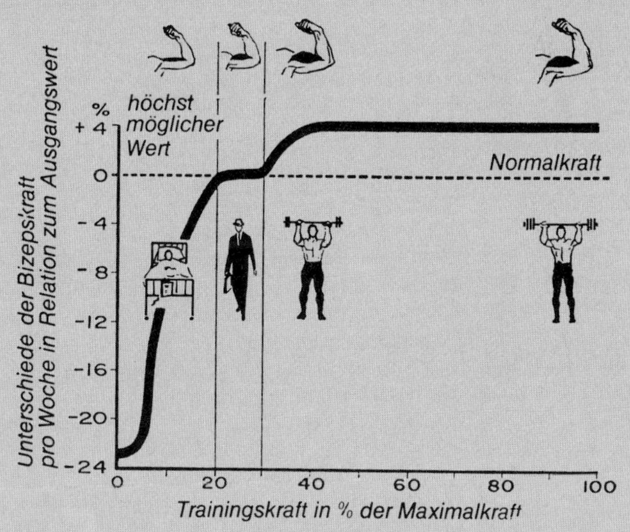

Abb. 29: Kraftzunahme im Training in Abhängigkeit von der Trainingskraft (nach Hettinger, Physiology of Strength. Ch. C. Thomas, Springfield/Ill.).

Die gleichen Untersucher konnten aber zeigen, daß nicht nur die Belastung, sondern die Dauer des Haltens eine große Rolle spielt. Aus Abb. [30] geht hervor, daß 20 % der maximalen Haltedauer bis zur Ermüdung bereits einen optimalen Effekt haben. In Zahlen ausgedrückt, bedeutet das: Bei einer Maximalbelastung genügen 2–3 Sekunden, bei einer Belastung mit 60 % ist eine Haltedauer von 6 bis 10 Sekunden und bei 40 % sogar von 15 bis 20 Sekunden erforderlich. Bei noch geringeren Belastungen erhöht sich die erforderliche Haltedauer noch mehr. [. . .]

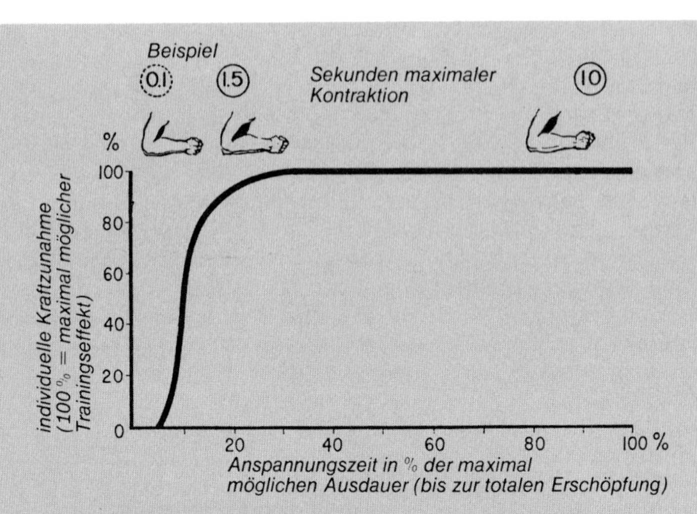

Abb. 30: Kraftzunahme im Training in Abhängigkeit von der Dauer der Muskelspannung (Muskelspannung bis zur Erschöpfung = 100%) (nach Hettinger, Physiology of Strength. Ch. C. Thomas, Springfield/Ill.).

Zusammengefaßt ist als Optimum für die Kraftentwicklung des Muskels eine dreimalige Belastung mit 60% der Maximalkraft mit einer Haltedauer von 6 bis 10 Sekunden oder 80% der Maximalkraft über 4–5 Sekunden oder 40% über 15–20 Sekunden erforderlich. Für die Praxis ist aber im allgemeinen ein einmaliges Training mit hohen Belastungen (70–90%) zur Ausschaltung von zu geringer Belastung und zur Abkürzung der Haltedauer zu empfehlen.

J. Nöcker 1971, S. 65–67

Wie lassen sich diese Ergebnisse mit der herkömmlichen Trainingspraxis vereinbaren? Ist denn die Durchführung eines zeitaufwendigen Krafttrainings sinnvoll, wenn schon eine Anspannung von wenigen Minuten, ja Sekunden, den größtmöglichen Kraftzuwachs eines Muskels bewirkt? Dieser Schluß läge nahe, wenn man bei der Interpretation der Ergebnisse nicht folgendes berücksichtigt:
Bei den Testpersonen handelte es sich einmal um Untrainierte. Wir wissen aber, daß mit fortschreitender Leistungsentwicklung der für eine weitere Verbesserung notwendige Trainingsaufwand ständig zunimmt (vgl. Thema: Sport, Bd. 11, S. 18f. – das Trainingsprinzip der progressiven Belastung).
Von größerer Bedeutung ist, daß bei diesen Versuchen isoliert ein einzelner Muskel, der Armbeuger, isometrisch belastet wurde. Er war also für die gesamte Belastungsdauer gleichbleibend angespannt. An dynamischen Kraftübungen sind aber gewöhnlich mehrere Muskeln beteiligt, die sich im Verlauf der Bewegung unterschiedlich stark

kontrahieren, so daß die Belastungsintensität für den einzelnen Muskel relativ gering ist und die Belastungsdauer für die einzelne Muskelfaser oft nur Bruchteile von Sekunden beträgt.
Daraus folgt, daß zur Erzielung eines optimalen Trainingseffektes Belastungsintensität und -dauer, wie sie in den Abb. 29 und 30 angegeben sind, nur dann ausreichen, wenn es sich um einen Untrainierten handelt, der einen bestimmten Muskel isometrisch beansprucht. Bei isotonischer oder besser auxotonischer Beanspruchung muß die Gesamtbelastung deutlich höher liegen, um in allen beteiligten Muskeln Anpassungsvorgänge größeren Umfangs auszulösen.
Weitere Untersuchungsergebnisse lassen erkennen, inwieweit die Geschwindigkeit des Kraftzuwachses, aber auch des Kraftabfalls nach Absetzen des Trainings, von der Trainingshäufigkeit abhängen. Die Abb. 31 stellt diese Ergebnisse in Form einer Graphik dar.

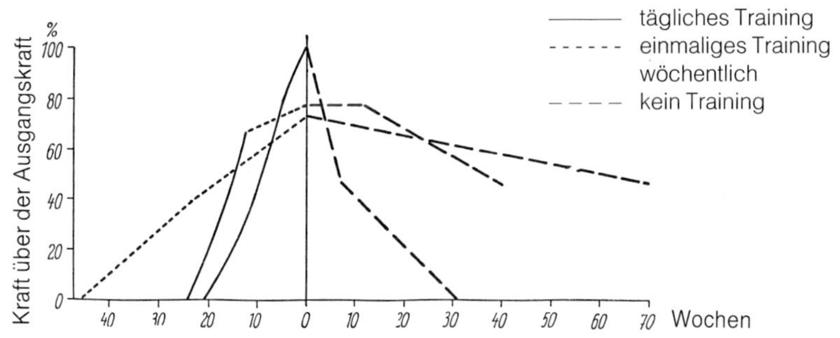

Abb. 31: Abhängigkeit der Geschwindigkeit des Kraftabfalls nach dem Training von der Zeit des Krafterwerbs (nach Hettinger) (J. Nöcker 1971, S. 69)

Aufgabe 30: *Entwickeln Sie erste Vorstellungen über Vorzüge und Nachteile eines Krafttrainings mit statischer Belastung (isometrische Kraftübungen) bzw. mit dynamischer Belastung (auxotonische Kraftübungen).*
Aufgabe 31: *Infolge einer langwierigen Handgelenksverletzung muß ein Tennisspieler für sechs Wochen eine Gipsmanschette um Hand und Unterarm tragen. Nach dieser Zeit hat sich die Kraft seiner Fingerbeuger erheblich zurückgebildet. Empfehlen Sie ihm eine einfache Übung, die ihm möglichst rasch wieder zu einem festen Schlägergriff verhelfen kann. Machen Sie konkrete Angaben über Höhe, Dauer und Häufigkeit der Belastung.*
Aufgabe 32: *Formulieren Sie nach der Abb. 31 allgemeine Aussagen über den Zusammenhang von Trainingshäufigkeit einerseits und Geschwindigkeit der Kraftentwicklung sowie Dauerhaftigkeit des Kraftzuwachses andererseits.*
Aufgabe 33: *Zeigen Sie am Beispiel zweier Sportler, die sich in ihrer Sportart bzw. ihrem angestrebten Leistungsniveau unterscheiden, welche Häufigkeit des Krafttrainings für sie jeweils sinnvoll erscheint.*

---

2. Welche Methode führt zum Ziel? – Erfahrungen aus der Trainingspraxis

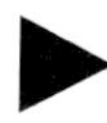

Im voraufgegangenen Abschnitt zeigte sich, daß die unter experimentellen Bedingungen gefundenen Werte zwar wichtige quantitative Zusammenhänge zwischen Trainingsbelastung und Kraftzuwachs aufzeigen, daß man aus ihnen aber nicht voreilig verallgemeinernde Schlußfolgerungen ziehen darf.
Ergebnisse dieser Art müssen in der Trainingspraxis zunächst überprüft und möglicherweise relativiert oder gar verworfen werden.

Damit Sie nicht Gefahr laufen, Ihr Trainingsziel zu verfehlen, eventuell sogar Ihre Leistungsfähigkeit zu verschlechtern, sollten Sie nunmehr erfahren, was sich bei der Zusammenstellung und Durchführung eines Trainings bewährt hat. Deshalb soll jetzt an Hand der folgenden Beispiele ein Blick auf die Trainingspraxis geworfen werden:

1. Beispiel

Antje, 17 Jahre alt, außer in der Schule keine regelmäßige sportliche Betätigung, möchte ohne allzuviel Aufwand etwas zur Kräftigung ihrer Muskulatur tun, nicht zuletzt mit Blick auf ihre Körperhaltung. Einem Buch über Fitnesstraining entnimmt sie das folgende Übungsprogramm:

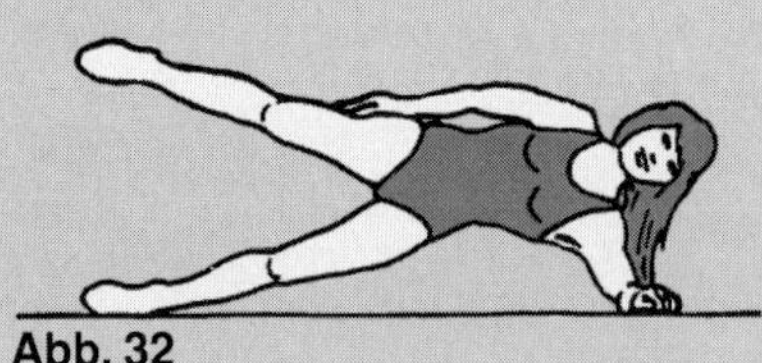

Abb. 32

Jeweils 20 sek lang:
- Liegestütz auf den Knien (Unterschenkel angewinkelt),
- Einrollen in Rückenlage (s. Abb. 40, Übung 9),
- Strecksprünge
- Beine anheben in Bauchlage (einzeln, alternierend)
- Beine grätschen im Seitstütz auf dem Ellenbogen (Abb. 32),
- Beckenheben aus der Rückenlage (Abb. 33).

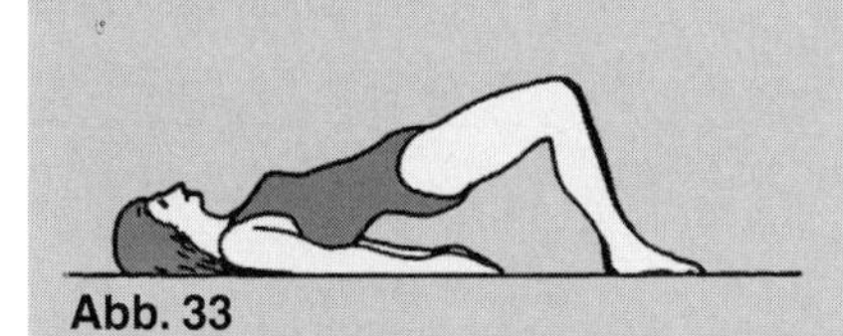

Abb. 33

Zwischen den Übungen 30 sek Pause einlegen. Ab der dritten Woche zwei, ab der fünften Woche drei Serien durchführen. Das Programm zweimal wöchentlich absolvieren.

2. Beispiel:

Michael und Walter, beide 18 Jahre alt, vielseitig sportlich aktiv, Schüler des Sport-Leistungskurses, möchten die Maximalkraft ihrer Arm- und Beinmuskulatur verbessern, u. a. zur Vorbereitung auf die Abiturprüfung. Ihr Sportlehrer stellt

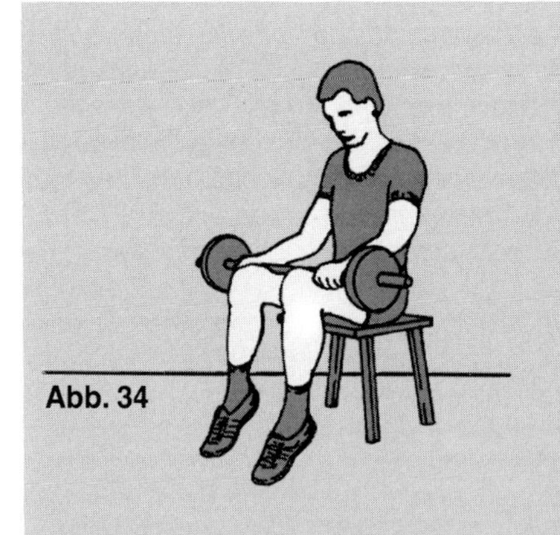
Abb. 34

ihnen das folgende Übungsprogramm zusammen:

- 10 × mit der geschulterten Hantel oder einem Partner auf dem Rücken auf einen kleinen Kasten steigen, bis in den Zehenstand strecken und wieder absteigen; bei jedem Aufstieg das Bein wechseln.
- 10 × aus der Rückenlage auf der Hantelbank die Hantel vor der Brust hochdrücken („Bankdrücken").
- Fußstrecken im Sitzen mit Hantel oder Partner auf den Oberschenkeln (Abb. 34)
- 10 × aus der Bauchlage auf der Hantelbank die Hantel bis zur Brust hochziehen („Bankziehen").

Davon insgesamt vier Serien mit jeweils drei Minuten Serienpause dazwischen. Bei den Hantelübungen soll das Gewicht jeweils ca. 65 % des Maximalgewichts, d. h. des Gewichts, das in der jeweiligen Übung gerade noch bewältigt werden könnte, betragen. Das Bewegungstempo soll langsam bis zügig sein. Trainingshäufigkeit: zweimal pro Woche, ab der vierten Woche statt vier sechs Serien.

In Anlehnung an M. Grosser u. a. 1983, S. 72 f.

3. Beispiel: Im Trainingsbuch eines Gewichthebers findet sich folgende Aufzeichnung über eine Trainingseinheit:

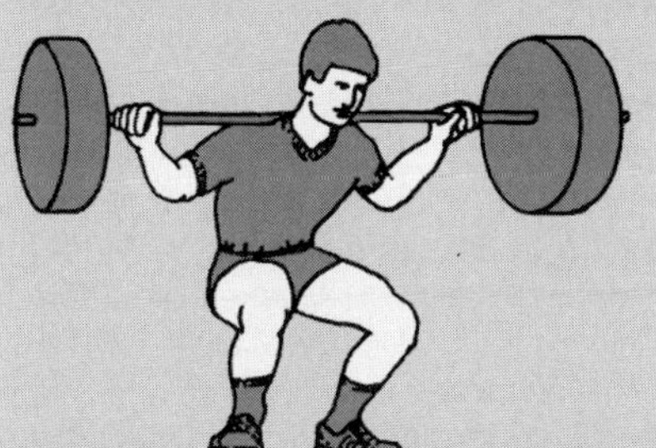
Abb. 35

Montag 2. Sept.

- Bankdrücken, jeweils 2 × hintereinander mit 95 % d. Maximalgewichts; davon 5 Serien mit jeweils ausreichender Erholungspause.
- Kniebeugen mit geschulterter Hantel (Abb. 35)[1].

6 × 70 % Max. Gew.	3 × 85 %
5 × 75 %	2 × 90 %
4 × 80 %	1 × 95 %

Pause bis zur Erholung nach jedem Gewichtswechsel.

- Reißen, jeweils 3 × hintereinander mit 90 % Max gew.; 5 Serien mit jeweils ausreichender Erholungspause.

(nach M. Grosser u. a. 1981, S. 71)

[1] Diese Übung ist unter gesundheitlichen Gesichtspunkten nicht zu empfehlen.

Aufgabe 34: *Vergegenwärtigen Sie sich das Trainingsprinzip der optimalen Relation von Belastung und Erholung sowie die vier Komponenten der Trainingsbelastung (Belastungsnormativa) an Hand von Thema: Sport, Bd. 11, S. 13ff.*

Aufgabe 35: *Kennzeichnen Sie in Stichworten die typischen Merkmale der allgemeinen Trainingsmethoden – Methode der Dauerleistung, Methode der extensiven bzw. intensiven Intervallarbeit, Methode der Wiederholungsarbeit – (Thema: Sport, Bd. 11, S. 35ff). Geben Sie dazu die für jede Methode charakteristische Ausprägung der Belastungsnormativa an.*

Aufgabe 36: *Stellen Sie fest, unter welchen Gesichtspunkten sich die in den Beispielen dargestellten Übungsprogramme unterscheiden. Lassen sie sich auf Grund ihrer jeweiligen Belastungsstruktur ggf. den oben angegebenen Trainingsmethoden zuordnen?*

Spezielle Methoden des Krafttrainings

Obwohl jeweils mit einer anderen Zielsetzung Sport getrieben wurde, ging es in allen drei Beispielen darum, durch eine systematische Abfolge von Übungen die Kraft zu verbessern.
In der Aufgabe 36 haben Sie versucht, zwischen dieser Systematik und den bekannten Trainingsmethoden eine Beziehung herzustellen. Für das Krafttraining hat sich nun in jüngerer Zeit eine spezielle Methodeneinteilung durchgesetzt, die seinen Besonderheiten besser gerecht wird als die Einteilung in die oben genannten Trainingsmethoden.Sie kommt auch in den drei auf S. 44f. beschriebenen Beispielen deutlich zum Ausdruck. Die folgende Darstellung soll einen Überblick über die typischen Merkmale dieser Methoden und ihrer Wirkungsweise vermitteln.

Die Methode der wiederholten Krafteinsätze ist gekennzeichnet durch hohe Wiederholungszahlen bei mittlerem Gewicht (meist zwischen 50 und 70% des Maximalgewichts). Sie fördert vor allem den Muskelzuwachs. Offenbar werden durch den hohen Belastungsumfang, der hierbei zu erreichen ist (Größe des Gewichts × Wiederholungszahl) die Stoffwechselprozesse, die zur Neubildung von Muskeleiweiß führen, besonders stark angeregt. Auslösender Reiz ist vermutlich ein hoher lokaler ATP- und Kreatinphosphatmangel. Bei der Belastung mit leichteren Gewichten und entsprechend größerer Wiederholungszahl wird der aerobe Energiestoffwechsel des Muskels in größerem Maße angesprochen, d. h. auch dieser Bereich der Kraftausdauer wird vermehrt einbezogen. Aufgrund der niedrigen Reizintensität bleibt der Muskelzuwachs in diesem Fall geringer.

Die Methode der maximalen Krafteinsätze arbeitet mit hoher Belastungsintensität, d. h. etwa 85 bis 100% des Maximalgewichts bei entsprechend niedrigen Wiederholungszahlen von 1 bis 5 je Serie. Hierdurch wird die Muskelhypertrophie weniger gefördert;

der Belastungsumfang bleibt kleiner als bei der Methode der wiederholten Krafteinsätze. Die hohe Reizintensität bewirkt aber eine optimale Verbesserung der intramuskulären Koordination. Damit wird neben der Maximalkraft auch die Schnellkraft gegenüber hohen Widerständen gefördert.

Zu den Methoden der maximalen und der wiederholten Krafteinsätze gibt es eine Untersuchung, die die unterschiedliche Wirkungsweise dieser beiden Methoden belegt:
Zwei Gruppen von je zwanzig Sportstudenten führten jeweils zwölf Wochen lang ein Krafttraining mit folgender Übungszusammenstellung durch:

1. Gruppe – Methode der maximalen Krafteinsätze (MK)
3 Serien à 3 Wiederholungen mit 90 % des Maximalgewichts
2 Serien à 2 Wiederholungen mit 95 % des Maximalgewichts
2 Serien à 2 Wiederholungen mit 97 % des Maximalgewichts
1 Serie à 1 Wiederholung mit 100 % des Maximalgewichts
Serienpause: 3 Min., Bewegungsausführung: explosiv.

2. Gruppe – Methode der wiederholten Krafteinsätze (WK)
3 Serien à 12 Wiederholungen mit 70 % des Maximalgewichts
Serienpause: 2 Min., Bewegungsausführung: ohne Auflage.

Die relative Belastungshöhe wurde jede Woche an das verbesserte Maximalkraftniveau angepaßt. Die nach zwölf Wochen ermittelten Ergebnisse zeigt die Tab. 4.

Tabelle 4: Trainingswirkungen nach Krafttraining mit unterschiedlichen Methoden (12 Wochen).

	Isometrische Maximalkraft				Muskelquerschnitt-Trizeps			
	vorher	nachher	Differenz ΔF		vorher	nachher	Differenz ΔQ	
	kp	kp	kp	%	cm^2	cm^2	cm^2	%
MK	45,0	53,2	8,3	18,5	27,4	30,1	2,7	9,9
WK	43,0	51,9	8,9	20,7	25,2	29,7	4,5	17,8

nach M. Bührle 1985, S. 203, 204

Die Methode der progressiv ansteigenden Krafteinsätze, oder einfach der progressiven Belastung, wird auch als Pyramidentraining bezeichnet, da die Intensität der Belastung von Übung zu Übung zu-, die Zahl der Wiederholungen entsprechend abnimmt (Abb. 36). Sie besitzt ein breites Wirkungsspektrum, dessen Schwerpunkt außerdem je nach Trainingsziel verschoben werden kann, indem die Übungen der Pyramidenbasis bzw. die der Spitze stärker betont werden. So lassen sich neben der Maximalkraft auch Schnellkraft und Kraftausdauer entwickeln. Eine Variante ist die *Methode der progressiven und regressiven Belastung* (Abb. 37).

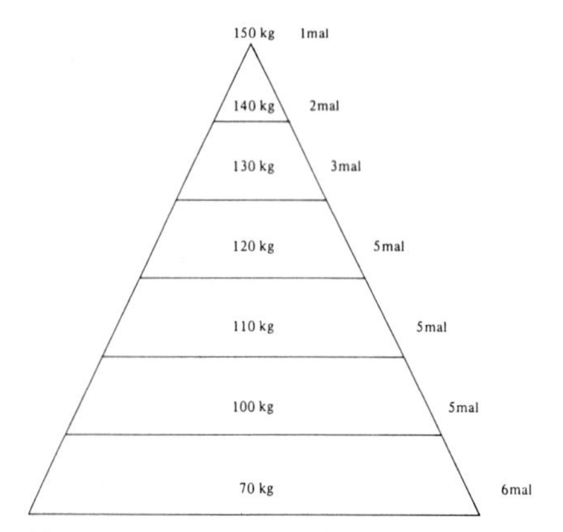

Abb. 36: Krafttraining des Olympiasiegers im Speerwurf Wolfermann nach der „Methode der progressiven Belastung" (Pyramidentraining) Trainingsinhalt: Bankdrücken (nach Rieder)

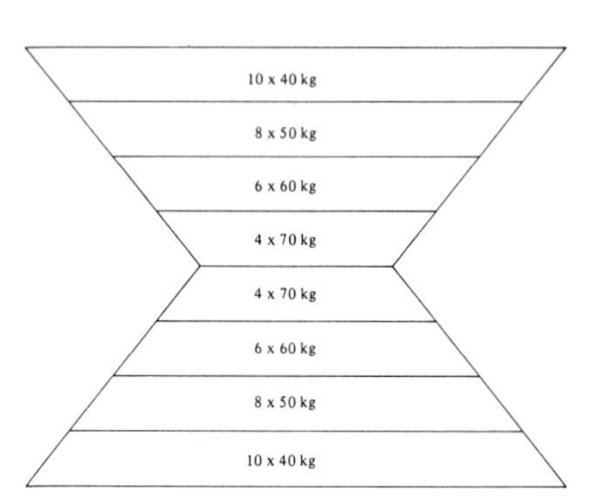

Abb. 37: Allgemeines Schnellkrafttraining qualifizierter Sprinter nach der Methode der progressiven und der regressiven Belastung Trainingsinhalt: Strecksprünge mit der Scheibenhantel (Letzelter)

(M. Letzelter 1978, S. 152, 153)

Die Methode der isometrischen Anspannung, bei der ausschließlich Haltearbeit verrichtet wird (vgl. S. 13), und die man deshalb auch als statisches Krafttraining bezeichnet, kann die dynamischen Übungen ergänzen, vor allem in den Sportarten, die besondere Anforderungen an die statische Belastung stellen. Vorteile dieser Methode:

- Einzelne Muskeln können gezielt belastet werden.
- Die Anpassung erfolgt rasch, die Übungen sind wenig zeitaufwendig.
- Die Übungen können ohne bzw. mit allgemein verfügbaren Geräten durchgeführt werden.

Deshalb ist diese Methode auch besonders geeignet, wenn es darum geht, einzelne Muskeln nach längerer, z. B. verletzungsbedingter Ruhigstellung mit wenig Aufwand schnell und gezielt zu kräftigen. Bei ausschließlicher Anwendung dieser Methode im sportlichen Training stehen den genannten Vorzügen jedoch nicht unerhebliche Nachteile gegenüber:
- Rückgang der intermuskulären Koordination und der Muskelelastizität.
- Keine positive, möglicherweise sogar negative Beeinflussung der Blutversorgung des Muskels, der Kapillarisierung (Näheres hierzu im Kap. D. I. 4., Stichwort: Kapillarisierung).
- Gefahr eines hohen Preßdrucks im Brust- und Bauchraum (Näheres hierzu im Kap. E. II. 3.).

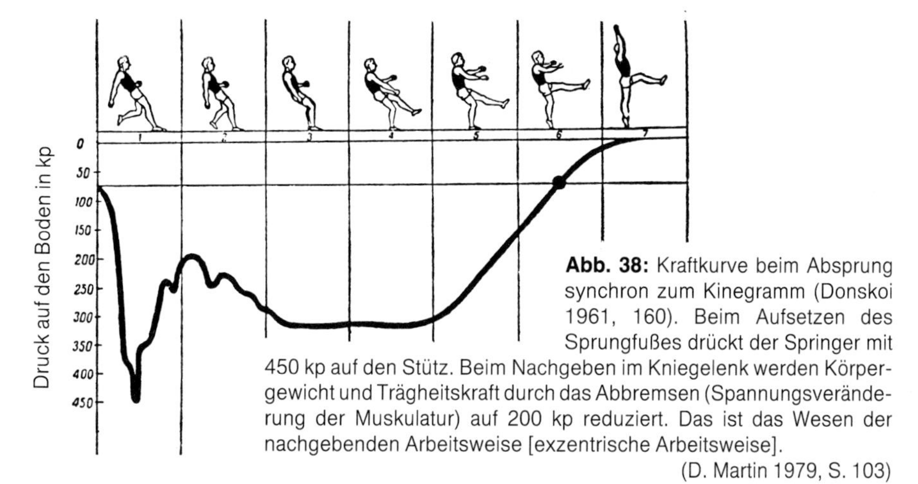

Abb. 38: Kraftkurve beim Absprung synchron zum Kinegramm (Donskoi 1961, 160). Beim Aufsetzen des Sprungfußes drückt der Springer mit 450 kp auf den Stütz. Beim Nachgeben im Kniegelenk werden Körpergewicht und Trägheitskraft durch das Abbremsen (Spannungsveränderung der Muskulatur) auf 200 kp reduziert. Das ist das Wesen der nachgebenden Arbeitsweise [exzentrische Arbeitsweise].
(D. Martin 1979, S. 103)

Die Methode der reaktiven Belastung, auch kurz Schlagmethode genannt, ist weniger eine eigenständige Methode als eine spezielle Möglichkeit der Übungsgestaltung im Sprung- und Wurfkrafttraining. Bei vielen sportlichen Bewegungen wird Kraft ja nicht nur zur Beschleunigung des Körpers oder eines Geräts benötigt. Es werden auch Bremskräfte eingesetzt, die jene Beschleunigungskräfte sogar deutlich übertreffen können. Solche Bremskräfte, die eine exzentrische Arbeitsweise des Muskels erfordern (vgl. S. 14), treten insbesondere in der Amortisationsphase[1] vor Vertikalsprüngen auf (Abb. 38). Im Training der explosiven Schnellkraft, wie sie für Sprünge, Würfe, Stoß- und Schlagbewegungen benötigt wird, macht man sich Bewegungen zunutze, in deren Verlauf kurzzeitig höchste Muskelspannungen erzeugt werden. Die zu belastende Muskulatur wird hierbei durch ein Gewicht passiv vorgedehnt, um sich dann explosiv gegen diesen Widerstand zu kontrahieren – z. B. Sprung auf einen Kasten nach vorherigem Niedersprung von einem anderen Kasten. Die Dehnung des Muskels hat eine reflexartige, unwillkürliche Innervation einzelner Muskelfasern zur Folge. Zusammen mit der willkürlichen Erregung wird so eine größtmögliche Zahl von Muskelfasern aktiv in die Kontraktion einbezogen. Diese zusätzlich erhöhte Muskelspannung wirkt sich über eine Verbesserung der intramuskulären Koordination auf die Fähigkeit aus, möglichst schnell eine möglichst große Anzahl von Muskelfasern zu kontrahieren. Außerdem wird der genaue Verlauf der Krafteinsätze in der Zielbewegung (Wettkampfbewegung) geschult (Verbesserung der intermuskulären Koordination).
Allerdings ist zu bedenken, daß hier, insbesondere bei tiefen Niedersprüngen, extreme Belastungen vor allem des Kniegelenks und der Wirbelsäule auftreten, die langfristig zu einer Schädigung führen können.

Erläuterung:

1 *Amortisationsphase:* Phase, in der die Bewegung des Körpers oder eines Körperteils, die der Zielbewegung entgegengerichtet verläuft, abgebremst wird, bevor die Beschleunigungsphase beginnt (z. B. beim Tiefgehen vor Sprüngen, bei Ausholbewegungen vor Würfen).

Aufgabe 37: *Kennzeichnen Sie die Belastungsstruktur der in der Tab. 5 zusammengefaßten speziellen Methoden des Krafttrainings, indem Sie zu jeder die für sie typische Ausprägung der Belastungsnormativa angeben. Vergleichen Sie unter diesem Aspekt die Krafttrainingsmethoden mit den in Aufgabe 35 genannten allgemeinen Trainingsmethoden. Inwiefern lassen sie sich einander zuordnen?*
Aufgabe 38: *Welche Krafttrainingsmethoden werden in den drei Trainingsbeispielen (vgl. S. 44) angewandt?*
Aufgabe 39: *Welche Methode sollte nach Ihrer Ansicht schwerpunktmäßig angewendet werden, wenn es darum geht,*
a. die relative Kraft zu verbessern,
b. nach längerer Ruhigstellung eines Körperteils (z. B. eingegipster Unterarm) die aufgetretene Muskelatrophie[1] mit geringem Aufwand kurzfristig und gezielt zu kompensieren,
c. im Rahmen eines allgemeinen Fitnesstrainings seine Kraft zu verbessern,
d. zur Schaffung einer soliden Kraftgrundlage sowohl Muskelzuwachs als auch intermuskuläre Koordination gleichermaßen zu fördern,
e. reines Bodybuilding zu betreiben? Begründen Sie jeweils Ihre Entscheidung.
Aufgabe 40: *Erläutern Sie die spezielle Gestalt und Wirkungsweise der Schlagmethode. Nennen Sie Sportarten und Disziplinen, für deren Training sie geeignet erscheint.*

Erläuterung: 1 *Atrophie:* Rückbildung

Tabelle 5: Übersicht über spezifische Methoden des Krafttrainings und ihre Wirkungsweisen

	Methode der wiederholten Krafteinsätze	*Methode der maximalen Krafteinsätze*
Belastungsmerkmale	50 % bis 70 % des Maximalgew. ca. 8–12 Wiederh. je Serie	85 %–100 % des Maximalgew. 1–5 Wiederh. je Serie
Hauptwirkungsweise	Verbesserung der Maximalkraft durch Hypertrophie	Verbesserung der Maximalkraft sowie d. Schnellkraft gegen große Widerstände durch Verbessserung der intramuskulären Koordination; kein wesentl. Muskelzuwachs
Anwendungsbereiche	Grundlage der Kraftentwicklung in allen Anwendungsbereichen einschl. Fitnesstraining; klassische Methode des Bodybuilding	Leistungs- und Hochleistungssport

Vorteile	kontinuierliche, relativ dauerhafte Kraftsteigerung ohne übermäßige Belastung des Bewegungs- u. Stützapparates	schneller, hoher Kraftzuwachs ohne wesentl. Zunahme des Körpergewichts (da kaum Muskelzuwachs); optimale Ausschöpfung der Kraftreserven
Nachteile	relativ langsame Anpassung, keine optimale Ausschöpfung der Kraftreserven, Gefahr der Verminderung der Beweglichkeit durch größere Muskelmasse und -spannung	nach Erreichen eines gewissen Anpassungsgrades kaum weiterer Kraftgewinn möglich; hohe Belastung des Beweg.- u. Stützapparates (Verletzungsrisiko)

	Methode der progressiv ansteigenden Krafteinsätze	*Methode der isometrischen Anspannung*
Belastungsmerkmale	< 40–100 % des Maximalgewichts 1 – sehr viele Wiederholungen	50 %–100 % der Maximalkraft für ca. 6–8 sek mit etwa 10 Wiederholungen
Hauptwirkungsweise	Verbesserung von Maximalkraft, Schnellkraft, Kraftausdauer entspr. der Belastungsschwerpunkte durch Hypertrophie, Verb. der intramuskulären Koordination o. d. Energiestoffwechsels	Verbesserung der Maximalkraft durch bessere intramuskuläre Koordination bei geringer Querschnittvergrößerung
Anwendungsbereiche	überwiegend Leistungs- und Hochleistungssport einschl. Aufbautrainung im Jugendalter	als ergänzende Übungen im Fitness- und Leistungssport, vor allem in Sportarten mit hohen Anteilen statischer Muskelarbeit
Vorteile	breites Wirkungsspektrum mit spezieller Schwerpunktsetzung; besonders geeignet als ergänzendes Krafttraining in zahlreichen Disziplinen	gezielte Belastung einzelner Muskeln möglich; rascher Kraftzuwachs bei einfacher Durchführbarkeit
Nachteile	ist bei alleiniger Anwendung in bezug auf Kraftzuwachs einem Training, das die beiden anderen Methoden berücksichtigt, unterlegen	negative Einflüsse auf intermuskuläre Koordination, Elastizität und Blutversorgung des Muskels; bei alleiniger Anwendung baldige Stagnation des Kraftzuwachses

3. Krafttraining – auch eine Frage der Organisation?

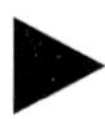

Seine Ausdauer kann man mit einfachen Dauerläufen verbessern – vor allem, wenn man in dieser Hinsicht etwas für seine körperliche Fitness tun will.
Das kann in jedem Park, Wald- oder Wiesengelände, sogar auf der Straße geschehen.
Krafttraining beinhaltet dagegen zahlreiche Einzelübungen. Das bedeutet zwar nicht, daß man ohne besonderen Raum- und Geräteaufwand kein wirksames Krafttraining betreiben kann, es stellt sich aber doch eher die Frage nach der räumlichen Anordnung und zeitlichen Abfolge der Übungen, d. h. nach einem organisatorischen Rahmen.
Betrachten Sie unter diesem Aspekt noch einmal die Trainingsbeispiele auf S. 44 und überprüfen Sie, ob Sie darin die folgenden, im Krafttraining häufig verwendeten Organisationsformen, auch Trainingsformen genannt, wiederfinden:

Beim *Stationstraining* werden an verschiedenen Stationen, z. B. Geräten oder Gerätebahnen, nacheinander jeweils bestimmte Übungen oder Übungsfolgen durchgeführt. Dabei wird an jeder Station eine ganz bestimmte Kraftfähigkeit, bezogen auf eine spezielle Kraftart oder Muskelgruppe, angesprochen, nach dem Prinzip, wie es die Tab. 6 verdeutlicht.

Tabelle 6: Möglichkeiten zur Gestaltung des Stationstrainings mit gleichbleibenden und steigenden Belastungen.

Station	Übung	Modell 1 Belastung	Übung	Modell 2 Belastung	Übung	Modell 3 Belastung
1	A	$\frac{85\,\%}{5\times} \times 4$ Ser.	A	$\frac{80\,\%}{6\times} \times 4$ Ser.	A	$\frac{40\,\%}{12\times} \times 4$ Ser.
2	B	„	B	„	B	„
3	C	„	C	„	A	$\frac{50\,\%}{10\times} \times 4$ Ser.
4	D	„	A	$\frac{85\,\%}{5\times} \times 4$ Ser.	B	„
5	E	„	B	„	C	$\frac{40\,\%}{12\times} \times 4$ Ser.
6	F	„	C	„	D	„
7	G	„	A	$\frac{90\,\%}{3\times} \times 4$ Ser.	C	$\frac{50\,\%}{10\times} \times 4$ Ser.
8	H	„	B	„	D	„
9			C	„		

D. Martin 1979, S. 87

Im *Satztraining* werden mehrere, in der Regel 2–4, unterschiedliche Kraftfähigkeiten, Muskelgruppen o. ä. unmittelbar hintereinander beansprucht; man sagt, in einem Satz. Die einzelnen Sätze werden wie die Serien des Stationstrainings mehrfach wiederholt. Z. B. 5 Klimmzüge, dann 5 Beinpressen, dann 10 × Expanderdrücken – davon 4 Sätze mit einer Pause bis zur vollständigen Erholung dazwischen.
Stations- und Satztraining sind typische Trainingsformen zur Verbesserung der Maximalkraft, vor allem wenn mit Gewichten, speziell Hanteln, trainiert wird. Durch den häufigen Belastungswechsel erscheint das Satztraining weniger eintönig.

Das *Kreistraining*[1] ist dadurch gekennzeichnet, daß mehrere Bewegungsaufgaben, gewöhnlich 4–8, mit jeweils wechselnder Art der Belastung aneinandergereiht werden. Ein Wechsel der Bewegungsaufgabe erfolgt nach jeder Serie. Dabei sind in einem Rundgang alle großen Muskelbereiche, Arm-/Schulter-, Bauch-, Rücken- und Beinmuskulatur zu berücksichtigen. Der Kreis wird ein- oder mehrmals durchlaufen.
Durch die vielfältigen Übungsmöglichkeiten, die die konditionellen Eigenschaften auf breiter Basis anzusprechen vermögen, ist diese Trainingsform nicht nur eine wichtige Grundlage zur Vorbereitung jugendlicher Leistungssportler, sondern auch zur Verbesserung der allgemeinen körperlichen Fitness. Da sie darüber hinaus auch für das Training in der Schule eine Reihe von Vorzügen besitzt, soll sie hier ausführlicher dargestellt werden.

Erläuterung:

1 *Kreistraining:* häufig auch Circuit-Training genannt; ursprünglich bezeichnet dieser zweite Begriff die speziell auf Ausdauerverbesserung ausgerichtete Form des Kreistrainings, nämlich seine Ausgestaltung nach der extensiven Intervallmethode, mit geringer Reizintensität bei sehr vielen Wiederholungen. Heute verwendet man beide Begriffe meist synonym.

Kreistraining

Zusammenstellung eines Rundgangs

Je nach dem zu verfolgenden Ziel und dem beabsichtigten Trainingseffekt erfolgt die Zusammenstellung der Übungen. So kann eine besondere Betonung auf die Entwicklung der Kraft gelegt werden. In diesem Fall muß die Belastung ziemlich hoch sein (etwa 70 bis 90 Prozent): die Anzahl der Wiederholungen bleibt dagegen gering (4 bis 6). Soll stärker der anaerobe Muskelstoffwechsel gefördert werden, so bleibt bei größerer Wiederholungszahl (etwa 15 bis 20) und schneller Ausführung der Übungen die Belastung mittelhoch (ca. 30 bis 50 Prozent). Wenn die aerobe Ausdauer verbessert werden soll, muß an jeder Station zigmal (20 bis 50) wiederholt werden. Die Belastung ist niedrig (ca. 20 bis 30 Prozent), die Pausen können ausfallen. Die lokale dynamische Ausdauer wird verbessert, wenn zigfache Wiederholungen in mehreren Serien auf ein und dieselbe Muskelgruppe ausgeübt werden. [. . .]

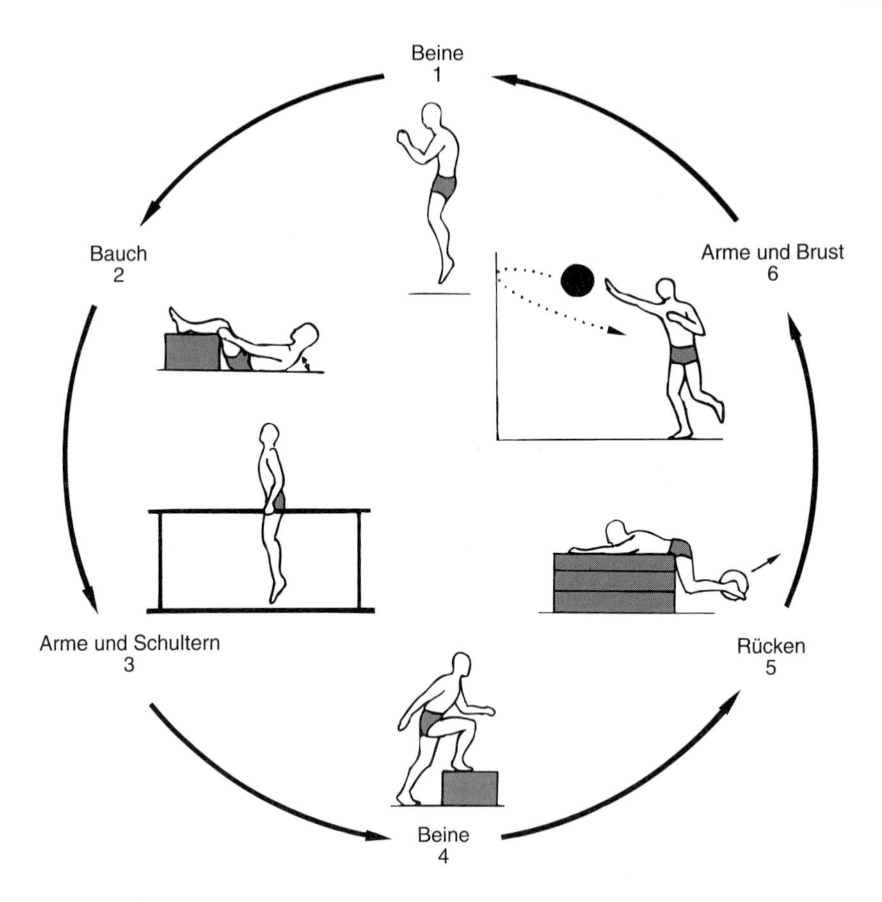

Abb. 39: Circuit-Training; Beispiel für einen Rundgang

Methoden der Dosierung
Das Circuit-Training kennt verschiedene Arten der Dosierung.

- Die individuelle Dosis

Bei dieser Methode wird jeder einzelne auf seine Höchstleistung an jeder Station getestet. Es wird z. B. bei der Station „Klimmziehen" ermittelt, wie viele Klimmzüge der Übende maximal auszuüben vermag. Diese Höchstwiederholungszahl wird halbiert und gilt als Trainingsdosis für den Rundgang. Nach diesem Muster wird an jeder weiteren ausgesuchten Station verfahren. Mit der halben Wiederhollungszahl für jede Station wird nun die Umlaufzeit für 3 Runden ermittelt; diese soll im weiteren Übungsverlauf verringert werden. – Die individuelle Belastung hat den Nachteil, daß jeder Übende gesondert den Rundgang bestreiten muß.

- Die festgesetzte Dosis

Diese Methode ist die einfachste und eignet sich besonders für Gruppen oder Schulklassen mit einem gemeinsamen Übungsziel. Hierunter können in der Leichtathletik Sprinter/Springer oder Werfer/Stoßer fallen. Desgleichen können sich Schwimmer, Mannschaftsspieler, Boxer, Tennisspieler, Turner oder andere Gruppen mit gleichen Übungsinteressen dieser Methode bedienen.
Die für jeden Übenden gleiche Dosis wird an jeder Station festgesetzt. Ziel eines jeden Übenden ist es, seine Zeit für den oder die Rundgänge zu verringern. Je nach dem anzustrebenden Ziel wird eine Gruppe mehr kraftfördernde Übungen mit höheren Belastungen bei niedriger Wiederholungszahl oder mehr Übungen mit leichter Belastung und hoher Wiederholungszahl wählen.

- Das Zählen der Punkte

Diese Methode ist leicht durchzuführen und bietet die Möglichkeit, auch größere Übungsgruppen zu beaufsichtigen, gleichzeitig Lehranweisungen zu erteilen und Übungskorrekturen vorzunehmen. Die erwähnten Prinzipien des Circuit-Trainings lassen sich hierbei gut verwirklichen.
Nach einiger Erfahrung mit dem Circuit-Training und einer allgemeinen Übersicht über den Leistungsstand der Gruppe läßt der Übungsleiter die Übungsstationen aufbauen. Dann wird eine bestimmte Übungszeit – anfangs 15 Sek., später 20 bis 30 Sek. – festgesetzt.
Nachdem die Stationen von den Übenden vollständig besetzt sind, beginnen die Schüler auf ein Zeichen des Lehrers gleichzeitig mit den jeweiligen Übungen. In der festgesetzten Zeit sollen möglichst viele und korrekt ausgeführte Wiederholungen erreicht werden. Von jedem Schüler werden in Form der Selbstkontrolle die Anzahl der Wiederholungen gezählt und von Station zu Station kumuliert. Am Ende des Rundgangs weist die Gesamtsumme der Übungen den Konditionszustand des einzelnen aus.
Zur fortlaufenden Kontrolle des Konditionszustands können am Ende eines jeden Rundgangs regelmäßig Pulsmessungen vorgenommen werden. Schon nach einigen Wochen regelmäßigen Trainings lassen sich erste Fortschritte feststellen. Obgleich mehr Wiederholungen in der gleichen Umlaufzeit erreicht werden, treten als Zeichen des verbesserten Trainingszustands 2 typische Merkmale auf: Der Belastungspuls am Ende des Rundgangs erreicht nicht mehr die Höhe wie zum Zeitpunkt der Aufnahme des regelmäßigen Trainings. Ferner tritt nach Beendigung des Rundgangs eine immer rascher werdende Beruhigung bis zum Ruhepuls ein.

U. Jonath, R. Krempel 1982, S. 44–46

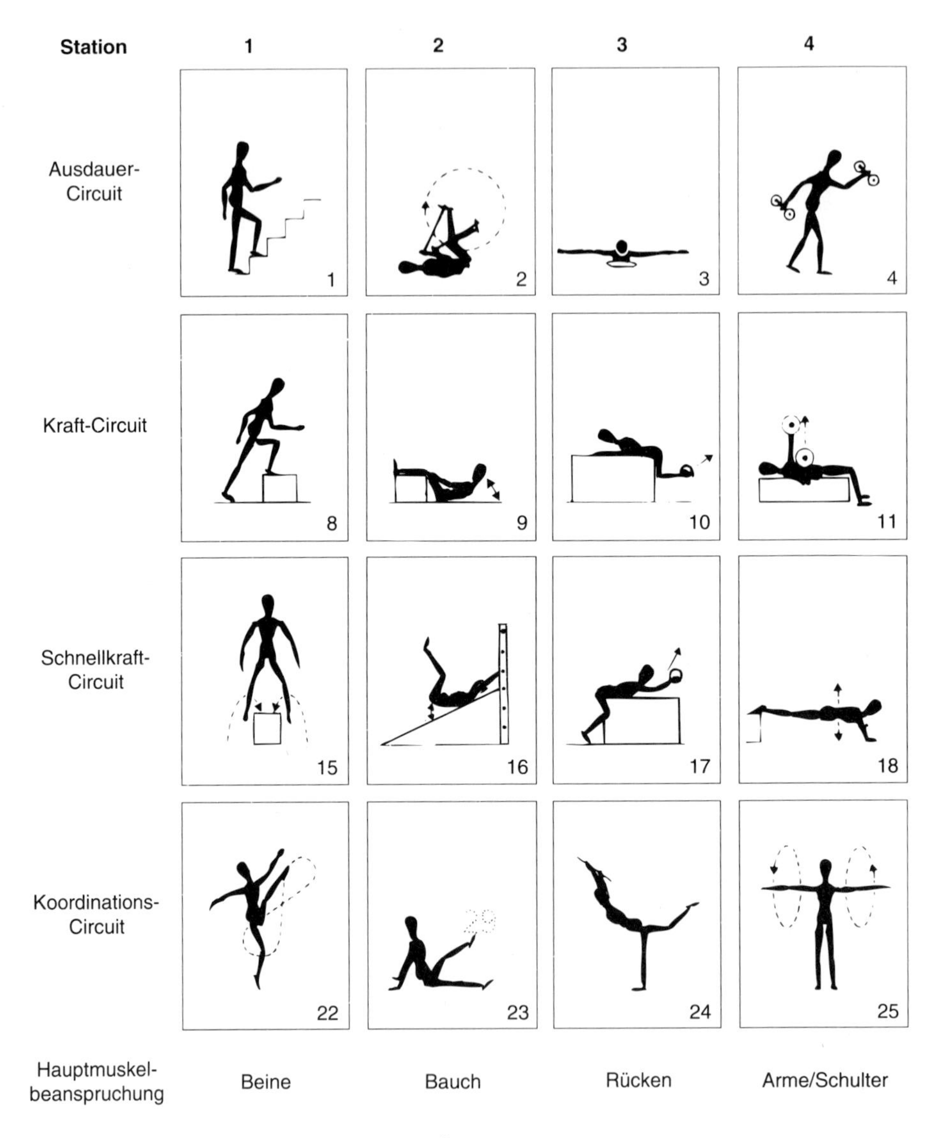

Abb. 40: Die Zusammenstellung zeigt einige Übungen, nach Art der Beanspruchung und beanspruchter Muskulatur geordnet, die sich in der Schule und z. T. auch zu Hause leicht durchführen lassen. Sie können sowohl zur gezielten Leistungssteigerung in bestimmten Sportarten als auch zur Verbesserung der allgemeinen Fitness eingesetzt werden.

(verändert nach U. Jonath, R. Krempel 1982, S. 106/107)

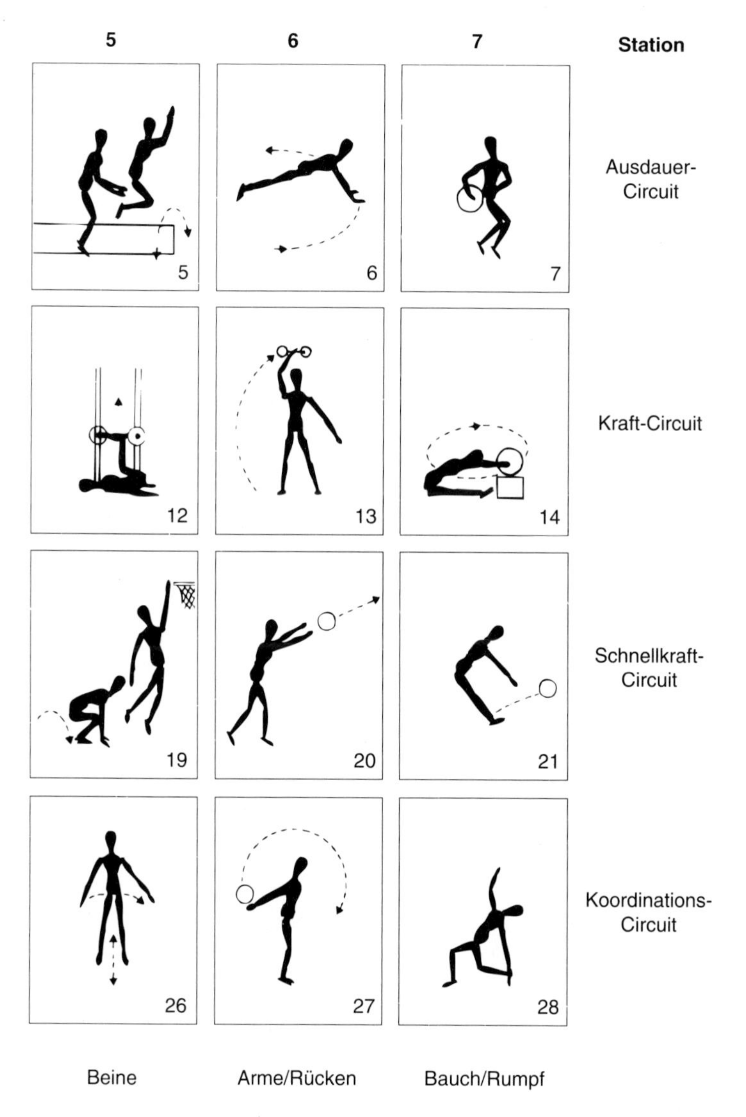

Hier noch einige praktische Tips:
Inwieweit ein Training organisatorisch durchführbar ist, ist immer auch eine Frage der zur Verfügung stehenden Geräte. Die folgenden Tips zeigen Ihnen, wie Sie mit einfachen Mitteln Ihre Krafttrainingsmöglichkeiten zu Hause erheblich erweitern bzw. bei bestimmten Übungen den Trainingsreiz vergrößern können:

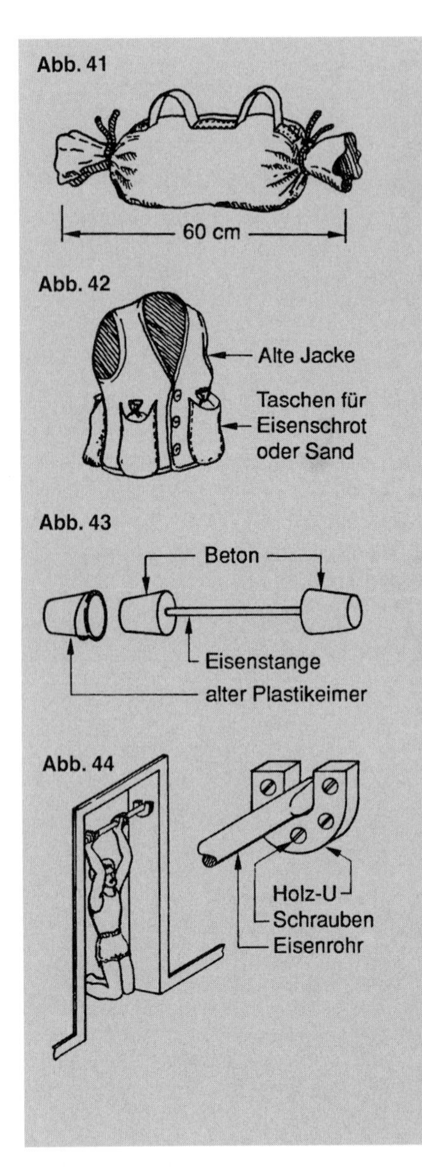

Sandsack
Auf das Hosenbein einer ausgedienten Hose wird ein Stück Band so aufgenäht, daß sich zwei Schlaufen bilden. Ein Ende des Hosenbeins wird zugenäht. Das andere wird nach Einfüllen einer abgewogenen Menge groben Sandes fest verschnürt (Abb. 41).

Gewichtsweste
Auf eine alte Weste oder Jacke werden vier bis fünf Taschen aufgenäht, in die mit Sand gefüllte Säckchen, z. B. Plastikbeutel, eingesetzt werden können (Abb. 42).

Hanteln
In einem Plastikeimer oder -topf wird ein abgewogenes Zement-Sand-Gemisch (Verhältnis 1:3) mit Wasser angerührt (für Großhanteln alte Farb- oder Putzeimer, für Kurzhanteln große Joghurtbecher o. ä.). In die Mitte stellt man ein Eisenrohr oder eine glatte Eisenstange. Nach Aushärten des Betons wird der Eimer abgeschlagen (Abb. 43).

Reck
Aus einem 20 mm starken Holzbrett werden mit einer Stichsäge zwei U-förmige Halter ausgesägt und mit Holzschrauben (Länge 20 mm + Dicke des Türrahmens) auf beiden Innenseiten des Türrahmens auf gleicher Höhe befestigt. Achtung: Löcher im Halter vorbohren, damit beim Einschrauben das Holz nicht reißt. Das Eisenrohr muß stramm eingepaßt weren, damit es sich nicht im Halter dreht (Abb. 44).

nach K. Jäger, G. Oelschlägel 1977, S. 65

Achtung: Bevor Sie selbständig mit einem Hanteltraining beginnen, beachten Sie unbedingt die Hinweise in Kap. E. II. 3.

Auch sollten Sie beim Krafttraining zu Hause darauf achten, daß Ihnen nicht ein ebensolches Mißgeschick widerfährt, wie es Wilhelm Busch im folgenden beschreibt:

1

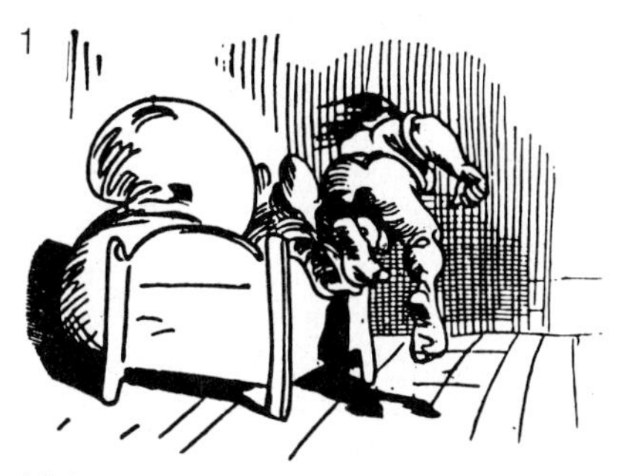

Mit kühnem Mut aus seinem Bett
schwingt sich der Turner Hoppenstedt.

[. . .] Schon ist das Hantelpaar bereit
zu frisch-fromm-froher Tätigkeit

[. . .] Der Bizeps wird zuerst geübt,
er, der dem Arm die Spannkraft gibt.

2

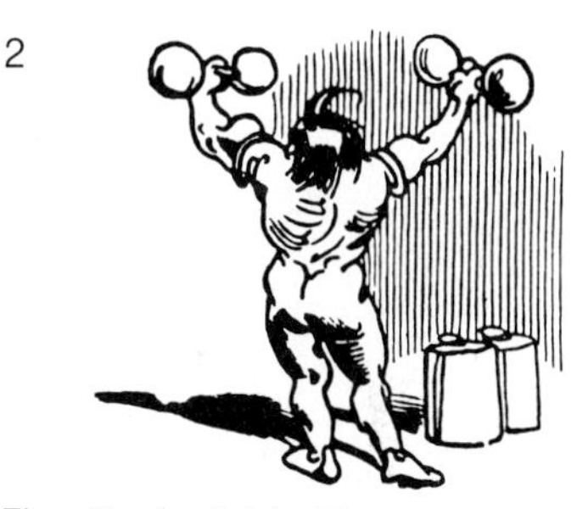

Einseitig aber ist der Mann,
der's nicht mit beiden Händen kann.

3

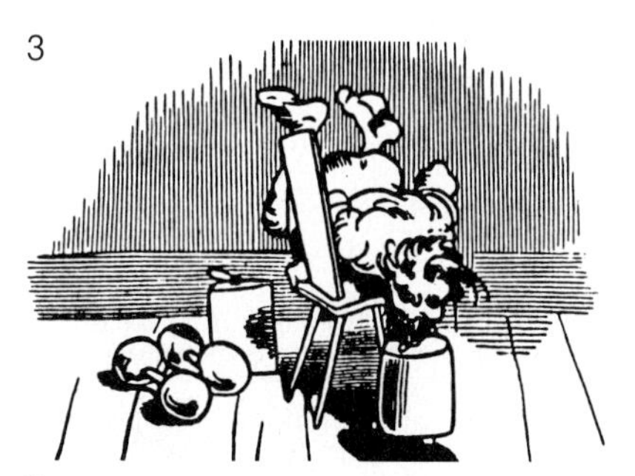

Stramm sei der Nacken, daß man trage
das Vollgewicht in kühner Waage.

4

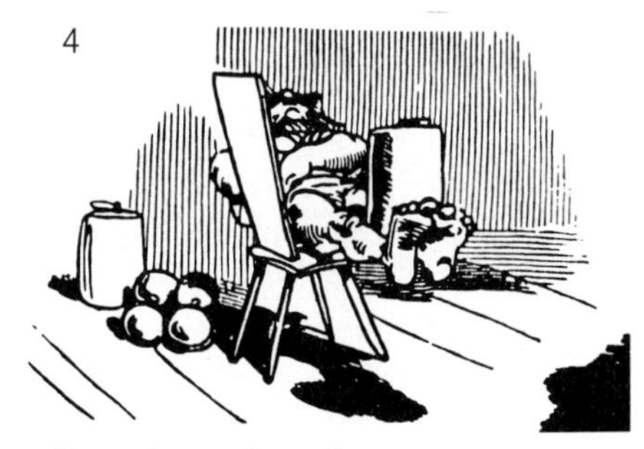

Besonders auch versäumt er nie
des Beines Muskelenergie.

(Wilhelm Busch)

5

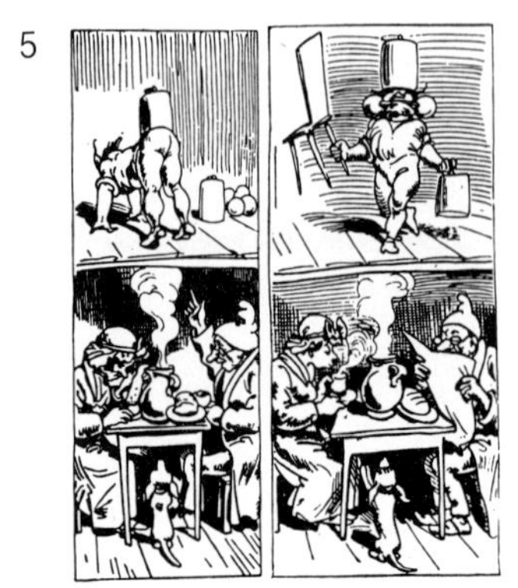

Derweil sitzt unten beim Kaffee
Herr Meck und deutet in die Höh.
Es wächst die Kraft, doch unten hier
– liest Vater Meck in dem Kurier.

6

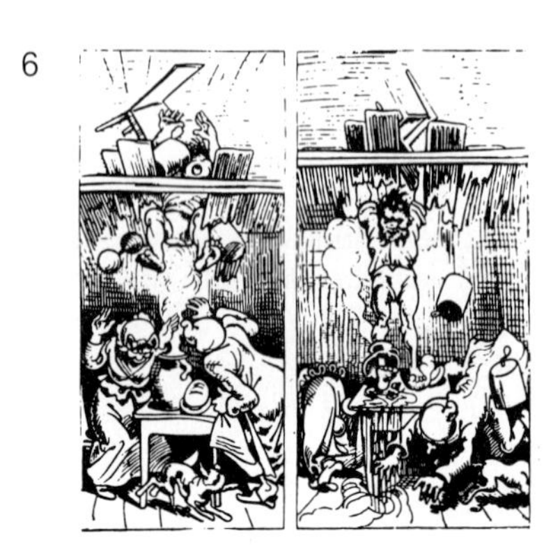

Und kracks! – Zu groß wird das Gewicht:
die Decke trägt es nicht – und – bricht.
Und Hoppenstedt, wie er sich stemme,
saust schon in Topf und Butterbemme.

7

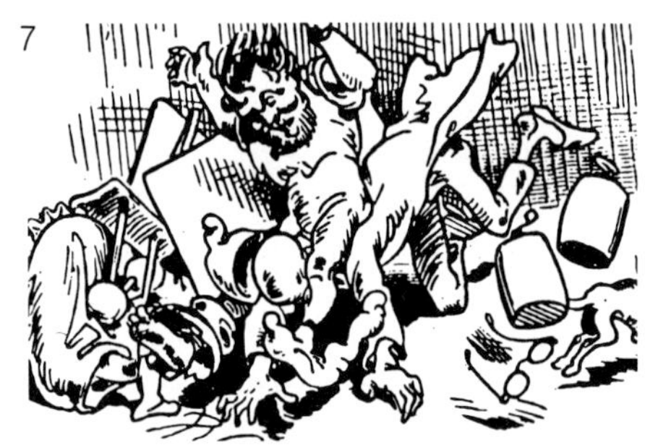

Man läuft, man fällt nach allen Seiten,
und Hoppenstedt fängt an zu reiten.

8

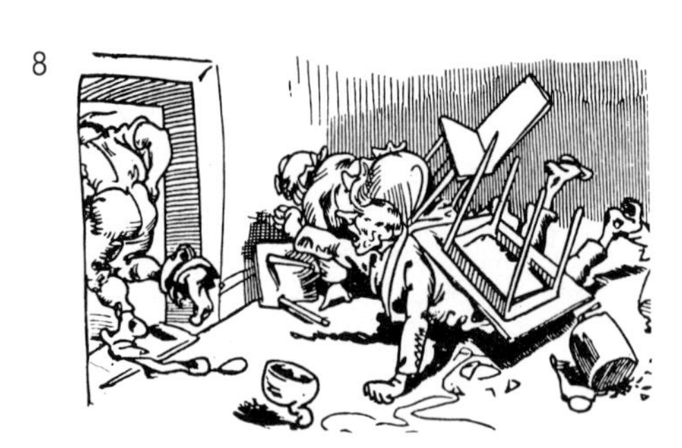

Er eilt hinaus mit schnellem Schritt
und Topf und Butter eilen mit.

9

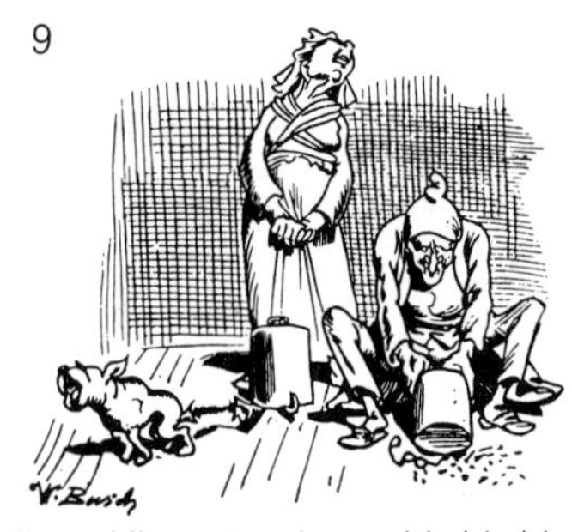

Am schlimmsten aber – oh! oh! oh! –
erging es dem guten Fidelio.

Aufgabe 41: *Was versteht man unter Trainingsmethoden, was unter Trainingsformen? Grenzen Sie beide Begriffe inhaltlich voneinander ab.*

Aufgabe 42: *Welches sind die jeweils typischen Merkmale des Stations-, Satz- und Kreistrainings? Welche Trainingsform weisen die drei Beispiele auf S. 44 f. jeweils auf?*

Aufgabe 43: *Erstellen Sie stichwortartig eine Liste der Vorzüge des Kreistrainings. Geben Sie dabei auch an, inwiefern es besonders für den Einsatz in der Schule geeignet ist.*

Aufgabe 44: *Erstellen Sie eine Übungsfolge für ein Kreistraining. Legen Sie zunächst fest, für welchen Personenkreis dieses Training bestimmt sein soll und welche Zielsetzung es schwerpunktmäßig verfolgt.*

Aufgabe 45: *Zur Dokumentation und Kontrolle der langfristigen Leistungsentwicklung empfiehlt es sich, über ein regelmäßig durchgeführtes Kreistraining Protokoll zu führen.*
Entwerfen Sie ein Schema für ein Protokollblatt, das es ermöglicht, alle nach Ihrer Meinung notwendigen Daten über einen längeren Zeitraum übersichtlich zu erfassen.

Aufgabe 46: *Sofern Sie sich schon mit Fragen der Ausdauer und ihrer Verbesserung befaßt haben, erläutern Sie den im Text auf S. 55 gegebenen Hinweis, daß „als Zeichen des verbesserten Trainingszustandes zwei typische Merkmale" auftreten.*

Aufgabe 47: *Es war von Fitness und Fitnesstraining die Rede. Was verstehen Sie unter diesen Begriffen? Ziehen Sie zur Klärung ggf. ein Lexikon oder entsprechende Literatur zu Rate.*

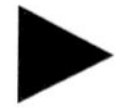

Nach Durcharbeiten des Kap. C sollten Sie erklären können, was mit den folgenden Begriffen gemeint ist.

- Trainingsmethode:
  - a) der wiederholten Krafteinsätze,
  - b) der maximalen Krafteinsätze,
  - c) der progressiv ansteigenden Krafteinsätze (Pyramidentraining)
  - d) der isometrischen Anspannung.
- Methode der reaktiven Belastung (Schlagmethode)
- Trainingsformen:
  - a) Stationstraining,
  - b) Satztraining,
  - c) Kreistraining.

D. Weitere Aspekte der Konditionsverbesserung

I. Andere konditionelle Grundeigenschaften und ihre Beziehungen zu Kraft und Krafttraining

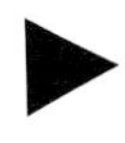

„Der kann vor Kraft nicht laufen!“ hört man gelegentlich über jemanden sagen, der voluminöse Muskeln besitzt und dessen Bewegungen steif und schwerfällig wirken. Allein schon das Bild eines muskelbepackten Athleten, wie auf S. 110, erweckt diesen Eindruck.
Gibt es tatsächlich einen solchen Zusammenhang? Bezahlt man Kraftzuwachs beispielsweise mit einer Einbuße an Beweglichkeit und Schnelligkeit?

Eine Beantwortung dieser Fragen erfordert, daß wir uns zunächst jenen konditionellen Grundeigenschaften selbst zuwenden. Nachdem Erscheinungsformen, biologische Hintergründe und Trainierbarkeit von Kraft und Ausdauer in diesem Band bzw. in Band 11 ausführlich behandelt worden sind, vermittelt der folgende Abschnitt einen kurzgefaßten Überblick über die Eigenschaften Schnelligkeit und Beweglichkeit und über Grundsätze ihrer Verbesserung durch Training.

1. Schnelligkeit, und wie man sie verbessert

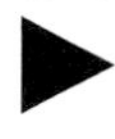

Die Leichtathletik-Abteilung eines großen Vereins hat zu Beginn der Saison zahlreiche Zugänge zu verzeichnen. Schon nach wenigen Trainingsabenden unterzieht der Jugendtrainer seine Neulinge einem Test. „Um die Sprinttalente zu ermitteln“, wie er sagt. Zum Sprinter werde man nämlich geboren, und die Veranlagung lasse sich frühzeitig an Hand bestimmter Fähigkeiten erkennen.
Sein Test umfaßt folgende Aufgaben:

1. Standweitsprung und Dreisprung aus dem Stand
2. 25m-Lauf mit fliegendem Start
3. 30m-Lauf mit Tiefstart
4. Einbeinsprünge über 30m (möglichst geringe Anzahl).

nach Werschoshanskij/Tschjornoussow 1974,
in Jürgen Weineck 1980, S. 187

Welche speziellen Fähigkeiten ein Sprinter benötigt, läßt sich an den verschiedenen Anforderungen eines 100m-Laufs zwischen Start und Ziel verdeutlichen. Es kommt darauf an,

1. auf ein akustisches Signal in kürzester Zeit zu reagieren,
2. eine hohe Beschleunigung zu entwickeln,
3. eine größtmögliche Fortbewegungsgeschwindigkeit zu erzielen,
4. diese Geschwindigkeit möglichst bis ins Ziel beizubehalten.

Nun ist ein 100m-Lauf natürlich eine ganz spezielle Aufgabe, und es gibt im Sport derer viele, in denen es auf Schnelligkeit ankommt. Hier wird aber deutlich, daß auch der Schnelligkeitsbegriff differenzierter gefaßt werden muß. Man unterscheidet deshalb zwischen den folgenden Schnelligkeitsarten:

Reaktionsschnelligkeit

Sie kennzeichnet die Geschwindigkeit der Verarbeitung und Weiterleitung von Nervenimpulsen (Abb. 45). Der dargestellte Versuch zeigt auf einfache Weise, in welcher Größenordnung sich unser Reaktionsvermögen bewegt. Die Testperson fängt gemäß der Abbildung ein mindestens 30cm langes Lineal auf, das von einem Helfer gehalten und plötzlich losgelassen wird. Der Unterarm der Testperson sollte so auf einem Tisch aufliegen, daß nur die Hand über die Tischkante ragt, damit diese nicht nach unten mitgehen kann. Aus der gefallenen Strecke des Lineals – Mittelwert aus drei Versuchen errechnen – läßt sich der Wert für die Reaktionszeit ermitteln (Tab. 7). Dieser Wert ist übrigens nicht immer gleich. Bei anderen Bewegungsaufgaben und anderen Signalen (z. B. akustischen) würde man geringfügig andere Werte feststellen.

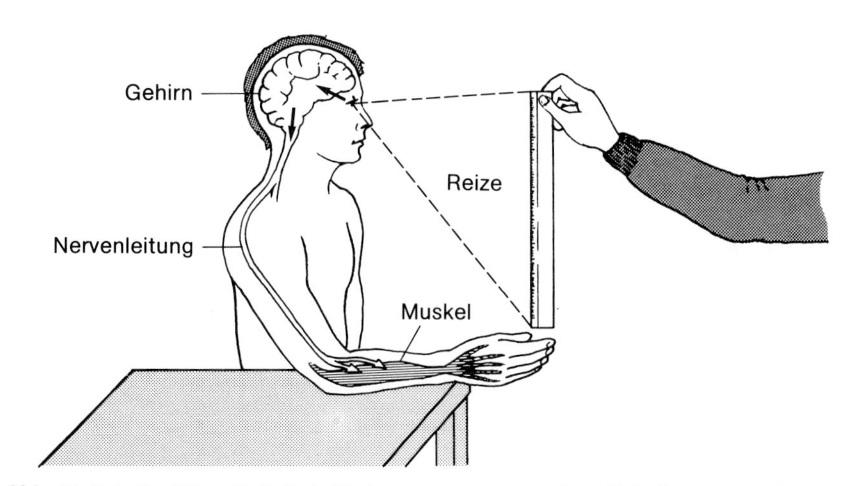

Abb. 45: Reiz-Reaktions-Kette beim Test (nach T. Collmann u. a. 1984, S. 90)

Tabelle 7: Zeit-Tabelle für Reaktionstest

Lineal fiel	30	25	20	15	10 Zentimeter
Reaktionszeit	0.25	0.23	0.20	0.17	0.15 Sekunden

T. Collmann u. a. 1984, S. 90

Beschleunigungsvermögen

Versuche weisen nach, daß eine enge Beziehung zwischen der Sprungkraft und dem Beschleunigungsvermögen im Sprint besteht. Aus der Physik ist Ihnen bekannt, daß die Beschleunigung einer bestimmten Masse unmittelbar von der Kraft abhängt, die auf sie einwirkt. Offenbar hängt auch die maximale Kontraktionsgeschwindigkeit, die ein Muskel unter Belastung erreichen kann, von seiner Kraft ab. Genauere Zusammenhänge werden in Abschnitt 4 dieses Kapitels behandelt.

Aktionsschnelligkeit

Hierunter versteht man die maximale Schnelligkeit, mit der eine Bewegung durchgeführt werden kann. Faktoren, die hierbei die wesentliche Rolle spielen, sind:

a) Die maximale Kontraktionsgeschwindigkeit des Muskels ohne Belastung durch einen größeren Widerstand. Sie hängt vor allem vom Anteil der schnellen Fasern im Muskel ab (vgl. Kap. B. 4.) und wird aktuell beeinflußt von der Temperatur des Muskels; ein aufgewärmter Muskel kann sich bis zu 20 % schneller kontrahieren als ein „kalter".
b) Die intermuskuläre Koordination, das Zusammenspiel also von Innervations- und Hemmungsprozessen zwischen Agonist und Antagonist (vgl. Kap. B. 1.).

Die Schnelligkeitsausdauer

Diese Eigenschaft, die der lokalen anaeroben Ausdauer entspricht (nähere Erläuterungen s. Bd. 11), hängt nicht zuletzt vom Säurebindungsvermögen[1] der Muskelfaser ab. Das Erreichen eines bestimmten Säuregrades (Anhäufen von Milchsäure) wird von speziellen Sinneszellen im Muskel registriert und führt über Schaltmechanismen im Zentralnervensystem zu einer Hemmung der Impulse, die die Muskelkontraktion auslösen.

Bei der Beschreibung der vier Schnelligkeitsarten waren wir von einer speziellen Bewegung, dem Sprint, ausgegangen. Werfen, Schlagen, Springen, Boxen, Fechten und andere Tätigkeiten erfordern ebenfalls ein hohes Maß an Schnelligkeit, allerdings in anderer Form. So unterscheidet man unter dem Aspekt der Art der Bewegung noch zwischen der

a) Schnelligkeit in zyklischen Bewegungen, wie u. a. beim Laufen, Schwimmen, Radfahren, mit sich ständig wiederholendem Bewegungsmuster;
b) Schnelligkeit in azyklischen Bewegungen, wie bei dem oben genannten Werfen, Springen usw.

Vereinfachend spricht man von zyklischer und azyklischer Schnelligkeit.

Erläuterung:

1 *Säurebindungsvermögen:* Darunter versteht man die Fähigkeit der Muskelfaser, den Säuregrad trotz anfallender Milchsäure weitgehend konstant zu halten. Der Chemiker spricht von Pufferwirkung.

Aufgabe 48: *Stellen Sie weitere Beispiele für zyklische und azyklische Bewegungen zusammen. Wie schätzen Sie die Bedeutung der verschiedenen Schnelligkeitsarten für die jeweilige Bewegung ein?*

Aufgabe 49: *Führen Sie den beschriebenen Reaktionstest unter verschiedenen Bedingungen durch:*

a) normale Situation, z. B. im Klassenraum oder zu Beginn des Unterrichts auf der Übungsstätte;

b) nach starker Abkühlung des Unterarms und der Hand, z. B. in einem Eimer mit Eiswasser, ggf. reicht ungekühltes Leitungswasser bei Verlängerung der Kühldauer;

c) nach ermüdender starker körperlicher Belastung, z. B. Mittelstreckenlauf.

Erläutern Sie an Hand der Abb. 45 den Verlauf der Nervenimpulse, die in die Reaktionszeit eingehen, und deuten Sie die Veränderung der Werte unter den Bedingungen b und c, soweit Sie diese beobachten konnten, auf der Grundlage biologischer Zusammenhänge.

Aufgabe 50: *Erläutern Sie, inwieweit die auf S. 62 angegebenen Testübungen 1–4 jeweils bestimmte Schnelligkeitsarten überprüfen.*

Aufgabe 51: *Eine nicht ungewöhnliche Beobachtung: Ein Sprinter wird von einem Konkurrenten eingeholt; statt sich noch einmal zu steigern, wird er ganz plötzlich langsamer. Worauf könnte das zurückzuführen sein?*

Schnelligkeitstraining

Die Kenntnis der biologischen Grundlagen der Schnelligkeit läßt verstehen, warum diese Eigenschaft im Vergleich zu Kraft und Ausdauer nur in geringerem Maße durch Training verbessert werden kann. Aber wenn auch das Verhältnis von schnellen zu langsamen Fasern im Muskel weitgehend genetisch festgelegt ist (vgl. S. 38), so können doch durch entsprechende Trainingsbelastung die FT-Fasern zumindest selektiv vergrößert werden, so daß der Anteil der schnell kontrahierenden Fibrillen erhöht wird. Wesentliche Grundlage der Leistungssteigerung ist auch eine Verbesserung der intermuskulären Koordination.

Auch die Reaktionsschnelligkeit läßt sich steigern, erfahrungsgemäß um 10–18% (Simkin 1960). Deutlichere Trainingserfolge lassen sich in Bereichen erzielen, in denen die Schnelligkeit des Bewegungsablaufs in stärkerem Maße von der Kraft (Schnellkraft) abhängt.

Für das Schnelligkeitstraining haben sich folgende Grundsätze in der Praxis bewährt:
- Nur in gut aufgewärmtem Zustand trainieren.
- Tempoübungen mit hoher bis höchster Bewegungsgeschwindigkeit durchführen. (Achtung: „Geschwindigkeitsbarriere“ vermeiden, s. u.)

- Nicht in ermüdetem Zustand trainieren. Daraus ergibt sich für die Übungszusammenstellung die Forderung nach einer geringen Reizdichte (ausreichend lange Erholungspausen) und einer Beschränkung des Belastungsumfangs (bei einsetzender Ermüdung keine weiteren Schnelligkeitsübungen).
- Schnelligkeitsübungen im ersten Teil der Trainingseinheit plazieren – vor allem nicht nach Ausdauerübungen.

Hauptmethode des Schnelligkeitstrainings ist entsprechend der Belastungsmerkmale – sehr hohe Reizintensität bei geringer Reizdichte – die Wiederholungsmethode. Hier einige häufig angewandte *Trainingsmaßnahmen im Sprinttraining:*

Zur Verbesserung der Reaktionsschnelligkeit:
- Starts aus dem Block mit kurzer Beschleunigungsphase,
- Starts aus verschiedenen Stellungen (Bauch-, Rückenlage u. a.).

Zur Verbesserung des Beschleunigungsvermögens:
- Starts mit voller Beschleunigungsphase,
- Mehrfachsprünge und Sprungläufe,
- reaktive Sprünge (Schlagmethode).

Zur Verbesserung der Aktionsschnelligkeit:
- Sprints mit fliegendem Start,
- Steigerungsläufe (allmähliche Steigerung bis zur Maximalgeschwindigkeit),
- Bergabläufe

Zur Verbesserung der Schnelligkeitsausdauer:
- Überdistanzläufe (z. B. 120m-Sprints),
- „Ins and outs" (Tempowechselläufe, z. B.: 30–40 m maximales Tempo, 70–60 m treiben lassen, 30–40 m maximales Tempo usw. über 400 m).

Eine vor allem unter Sprintern gefürchtete Erscheinung ist die sogenannte *Geschwindigkeitsbarriere*. Trotz regelmäßigen Trainings mit gut dosierter Belastung kommt es zu einer Leistungsstagnation. Diese tritt gewöhnlich dann auf, wenn im Training ausschließlich Tempoübungen in der Maximalgeschwindigkeit durchgeführt werden, die ja andererseits für die Schnelligkeitsentwicklung besonders wirksam sind. Die Ursache, so vermutet man, könnte darin liegen, daß die Erregungsvorgänge im Nervensystem, die der Bewegungskoordination zugrundeliegen, sich zu einem stabilen Muster, einem Stereotyp, verfestigen. Vereinfachend könnte man sagen, der Organismus lernt eine bestimmte Bewegungsgeschwindigkeit auswendig.

Aufgabe 52: *Erläutern Sie den Satz: „Zum Sprinter wird man geboren." Befassen Sie sich dabei auch mit der Frage, welche physiologischen Mechanismen der Schnelligkeitsverbesserung zugrundeliegen, und inwiefern man von einer unterschiedlichen Trainierbarkeit der verschiedenen Schnelligkeitsarten ausgehen muß. Welche Schnelligkeitssportarten bzw. -disziplinen, in denen eine a) größere und b) weniger große Leistungssteigerung durch Training zu erwarten ist, lassen sich demnach angeben?*

Aufgabe 53: *Was verstehen Sie unter „Geschwindigkeitsbarriere"? Welche Möglichkeiten sehen Sie, durch eine entsprechende Trainingsgestaltung diese Erscheinung zu vermeiden? Berücksichtigen Sie bei Ihrer Antwort die im Text zusammengestellten Trainingsmaßnahmen.*

Aufgabe 54: *Zur Vorbereitung auf die Abiturprüfung wollen drei Schüler ihre Sprintleistung verbessern. Aus dem Unterricht sind ihnen ihre Leistungswerte (s. Tab.) bekannt. Ermitteln Sie an Hand dieser Werte die persönlichen Schwächen jedes einzelnen, und schlagen Sie vor, welche Trainingsmaßnahmen jeweils vorrangig eingesetzt werden sollten. Berücksichtigen Sie dabei auch die Trainierbarkeit der einzelnen Eigenschaften, d. h. den zu erwartenden Leistungsfortschritt.*

Schüler	50m – aus dem Startblock	50m – mit fliegendem Start	100m Bestzeit
A	6,6 sek	5,6 sek	12,0 sek
B	6,3 sek	5,8 sek	12,0 sek
C	6,4 sek	5,3 sek	12,0 sek

2. Beweglichkeit, und wie man sie verbessert

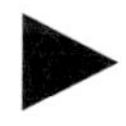

Während man von Ausdauer-, Kraft- und auch Schnelligkeitssportarten spricht, tritt die Beweglichkeit als typisches Kennzeichen einzelner Sportarten weniger in Erscheinung. Gleichwohl ist sie wesentliche Voraussetzung für das Gelingen unterschiedlichster Bewegungsabläufe und Übungen. Einige sind nachfolgend abgebildet (Abb. 46).

Auch unter dem Gesichtspunkt der Verletzungsprophylaxe ist die Beweglichkeit von aktueller Bedeutung für jeden Bereich des Sports.

a)

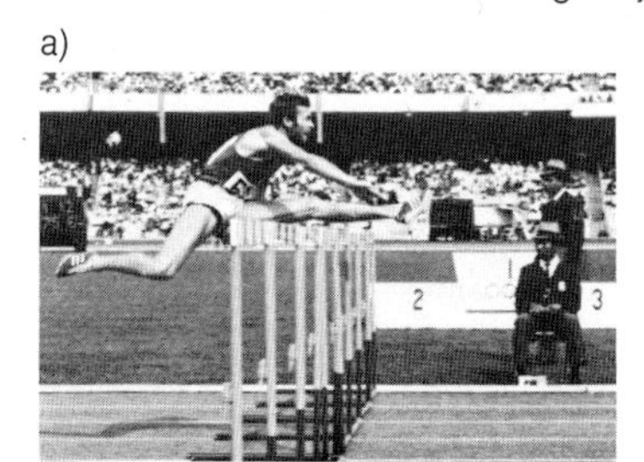

b)

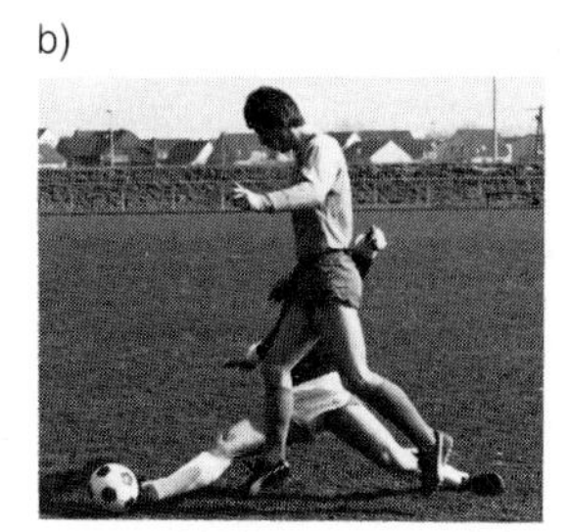

c)

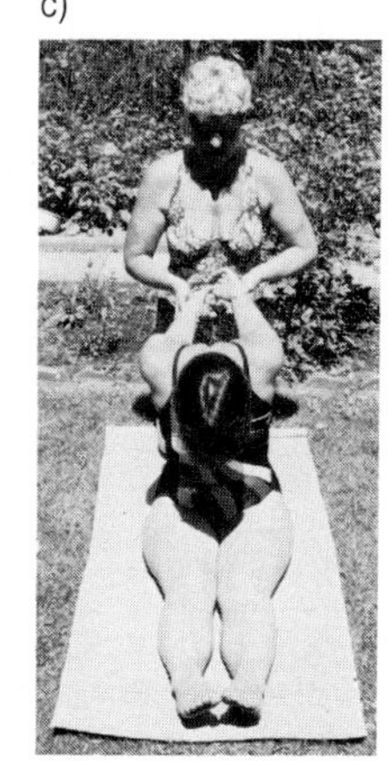

Abb. 46:
a) Hürdenschritt (W. Hillig, H.-O. Krauel 1982, S. 23)
b) Gleittackling (P. Albrecht, H.-P. Klein 1978, S. 64)
c) Demonstration der Schulterbeweglichkeit eines Schwimmers (Ingeborg Machon)

Unter Beweglichkeit versteht man die Fähigkeit der Gelenke zu möglichst großen Winkeländerungen. Sie äußert sich in der Bewegungsamplitude, d. h. der Schwingungsweite der beteiligten Gelenke eines Gelenksystems.
Die Beweglichkeit, auch Gelenkigkeit oder Flexibilität genannt, ist von folgenden physischen Faktoren abhängig:

- Gelenktyp und -struktur, wie Kugel-, Scharniergelenk usw., mit teilweise auch individuellen Unterschieden (z. B. Knochenform, Größe der Gelenkflächen u. a.)
- Muskelmasse (s. S. 83)
- Dehnbarkeit der Sehnen, Bänder und Kapseln
- Dehnbarkeit der Muskulatur.

Dem zuletzt genannten Faktor kommt besondere Bedeutung für die Beweglichkeit zu. Während der Dehnungsbereich einer Sehne nur ca. 5 % beträgt, kann ein Muskel um 150–200 % seiner Ausgangslänge gedehnt werden (Knebel 1991).
Die Dehnbarkeit eines Muskels hängt stark von seinem Spannungszustand (Tonus) ab. Selbst im nicht willkürlich angespannten Muskel sind noch einzelne Fasern kontrahiert. Der durch den Muskelspindelreflex (s. S. 27) erzeugte Tonus wird von verschiedenen Faktoren beeinflußt, wie die Ergebnisse in Tab. 8 zeigen. Ist die Empfindlichkeit der Muskelspindeln hoch eingestellt, wie z. B. morgens, nach dem Aufstehen, führen schon geringste Dehnungsreize zu einer reflektorischen Anspannung des Muskels. Seine Dehnbarkeit ist vermindert, man fühlt sich unbeweglich. Dehnübungen senken die Empfindlichkeit und damit den Tonus, die Dehnbarkeit nimmt zu.
Psychische Anspannung steigert den Muskeltonus, Entspannung setzt ihn herab.
Neben dem Tonus ist auch der Zustand der elastischen Elemente eines Muskels (vgl. S. 20 und 22) bedeutsam. Proportional zur Körpertemperatur steigt die Dehnfähigkeit deutlich an. Gleichzeitig wird die Viskosität des Sarkoplasmas vermindert, es wird dünnflüssiger, die innere Reibung des Muskels nimmt ab.
Auch hinsichtlich der Beweglichkeit gibt es hormonell bedingte geschlechtsspezifische Unterschiede. Frauen sind gewöhnlich beweglicher als Männer. Mit zunehmendem Alter nimmt die Beweglichkeit ab. Schließlich sind noch zwei weitere Faktoren für

Tabelle 8: Relative Veränderung der Beweglichkeit (in mm) unter verschiedenen Bedingungen, bezogen auf eine willkürlich festgelegte Nullmarke.

		Nach 10 min Aufenthalt im Freien (nackt) Temperatur 10°C	Nach 10 min Aufenthalt in der Wanne Temperatur 40°C	Nach 20 min Erwärmung	Nach ermüdendem Training
8 Uhr	12 Uhr	12 Uhr	12 Uhr	12 Uhr	12 Uhr
−14	+35	−36	+78	+89	−35

nach V. M. Zaciorskij 1977, S. 109

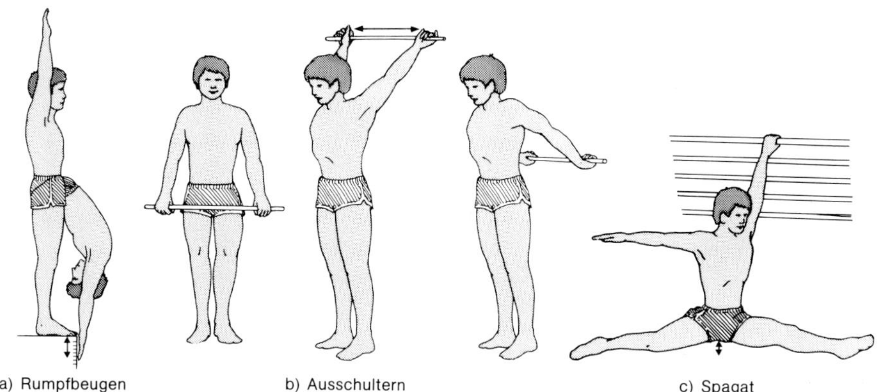

a) Rumpfbeugen vorwärts

b) Ausschultern

c) Spagat

Abb. 47: Beweglichkeitstests
Gemessen wird jeweils die durch den Doppelpfeil gekennzeichnete Strecke. Zur exakteren Ermittlung, insbesondere wenn Testergebnisse mehrerer Personen miteinander verglichen werden sollen, müssen in manchen Tests persönliche anatomische Größen wie Körpergröße oder Schulterbreite berücksichtigt werden. So kann z. B. beim Rumpfbeugen rückwärts ein Beweglichkeitsindex nach folgender Formel ermittelt werden:

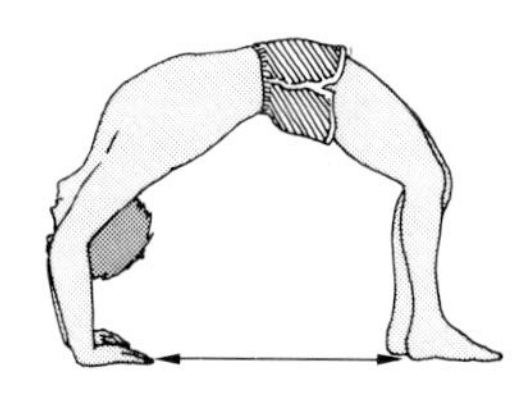

d) Rumpfbeugen rückwärts

$$\text{Beweglichkeitsindex} = \frac{\text{Abstand Ferse} - \text{Fingerspitzen} \times 100}{\text{Reichhöhe}}$$

(nach J. Weineck 1980, S. 209ff)

die Beweglichkeit im Sinne einer buchstäblich reibungslosen Funktion der Gelenke bedeutsam: die Dicke des Knorpels, der die Gelenkflächen überzieht, sowie eine ausreichende Absonderung synovialer Flüssigkeit (Gelenkschmiere). Beide werden durch Bewegungsreize schon im Rahmen des Aufwärmens positiv beeinflußt. Die Knorpelschicht wird durch Wasseraufnahme dicker und elastischer, die Sekretproduktion steigt. Stoßdämpfung und Schmierung des Gelenks sind somit gesichert.
Verschiedene Arten der Beweglichkeit unterscheidet man nach zwei Gesichtspunkten: Von aktiver oder passiver Beweglichkeit spricht man je nachdem, ob die zu erreichende Gelenkbeugung durch eigene Muskelkraft oder durch Einwirken äußerer Kräfte (Partner, Schwerkraft o. ä.) bewirkt wird. Der dynamischen Beweglichkeit, welche die maximale Beugung oder Überstreckung bezeichnet, die aus der Bewegung, z. B. Hochschlagen des Beines, kurzzeitig zu erreichen ist, stellt man die statische Beweglichkeit gegenüber. Darunter versteht man die Fähigkeit, einen bestimmten Gelenkwinkel über eine gewisse Zeit zu halten.
Die Beweglichkeit eines Gelenks läßt sich am genauesten in Winkelgraden ausdrükken. Oft allerdings, weil einfacher zu messen, werden Strecken ermittelt. In der Abb. 47 sind einige leicht durchführbare Beweglichkeitstests zusammengestellt. Dabei sei schon hier auf die Risiken einer extremen Beanspruchung der Beweglichkeit sowie bestimmter Dehnungsübungen hingewiesen, die an anderer Stelle noch verdeutlicht werden sollen.

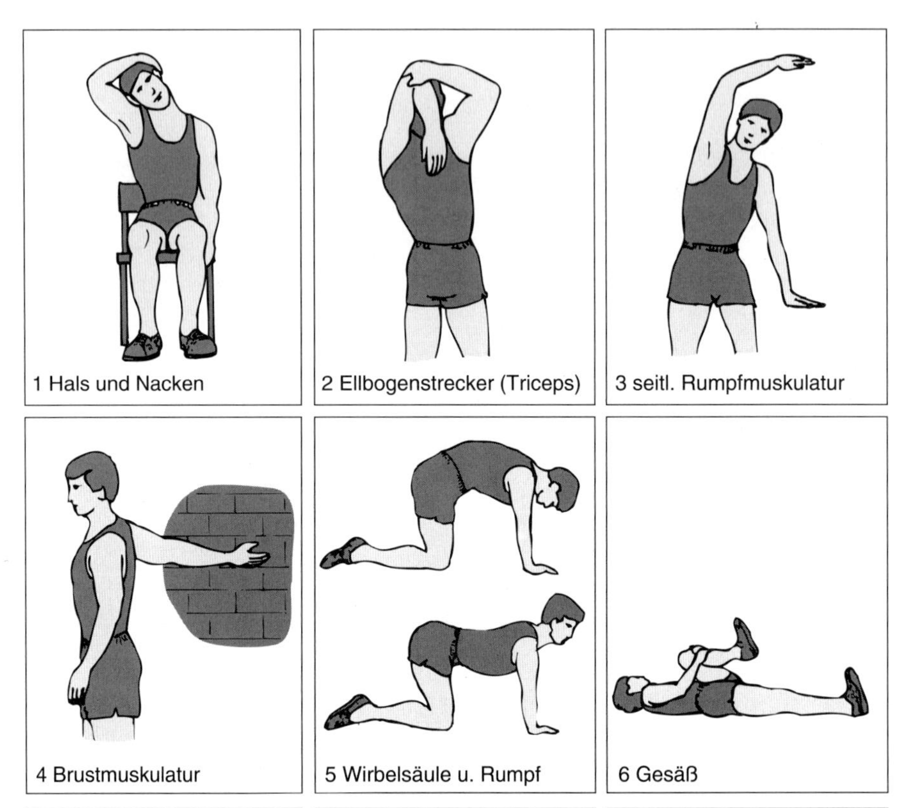

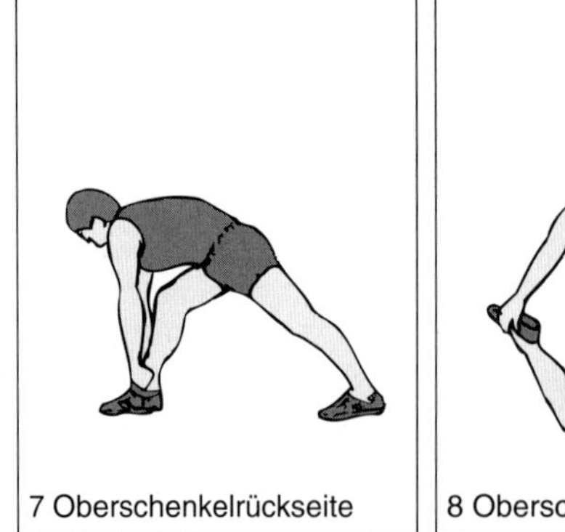

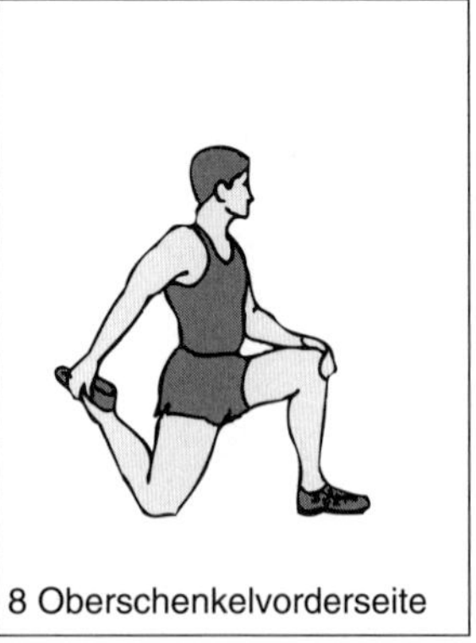

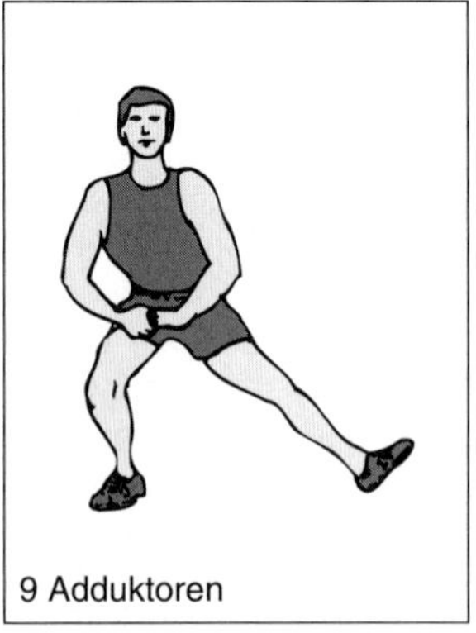

Abb. 48: Kleine Auswahl von Dehnübungen zur Verbesserung der Beweglichkeit

Dehnungstechniken

Nicht zuletzt von dem in den USA entstandenen „Stretching" sind eine Reihe von Denkanstößen hinsichtlich der Wertigkeit klassischer gymnastischer Dehnübungen ausgegangen (Holt 1971; Beaulieu 1981; Anderson1982; Sölveborn 1983). Aus der Fülle der Ausführungsvarianten von Dehnungsübungen lassen sich einige grundlegende Techniken herauslösen:

Dynamisch-aktives Dehnen (ballistic exercises):
Diese Technik dürfte wohl zu den gebräuchlichsten Verfahrensweisen innerhalb sportbezogener Gymnastik gehören. Beispiel: Im Grätschstand wird durch Gewichtsverlagerung auf ein Bein die Adduktorengruppe des unbelasteten Beins (Beinanzieher) durch gleichzeitiges Federn und Wippen ruckhaft in eine Dehnungslage gezwungen. Als Dehnungslage bezeichnen wir jenen Punkt der Bewegungsamplitude, bei dem ein leichter ziehender Dehnungsschmerz spürbar wird.

Statisch-passives Dehnen (static exercises):
Statische Übungen (auch „hold" oder „slow stretch exercises") werden auch als „gehaltenes Dehnen" bezeichnet. Die zu dehnende Muskulatur wird behutsam an die Dehnungslage herangeführt und diese Position dann über einen bestimmten Zeitraum gehalten.
Das Dehnen der Adduktorengruppe würde dann in unserem Beispiel wie folgt ausgeführt werden: Langsames Verlagern des Körpergewichts auf ein Bein bei gleichzeitiger Beugung des Standbeinknies. Nach Erreichen der Dehnungslage wird diese 10 bis 30 Sekunden lang gehalten. Danach kann durch weitere Beugung im Standbein eine neue Dehnungsposition eingenommen werden, die wiederum die gleiche Zeit gehalten wird.

Anspannen – Entspannen – Dehnen (contract – relax – stretch exercises [CRS-Methode])
[...]

Wiederum auf das Beispiel bezogen würde der Übende durch Druck in Richtung Boden (als würde man die gegrätschten Beine schließen wollen) die Adduktoren isometrisch maximal 10 bis 20 Sekunden anspannen, um danach in eine Entspannungsphase von 2 bis 3 Sekunden zu wechseln, der eine sanfte, über die ursprüngliche Dehnungslage hinausgehende Dehnung folgt (durch Gewichtsverlagerung auf das Standbein bei gleichzeitiger Beugung des Kniegelenks), die genauso lange gehalten werden soll, wie die isometrische Kontraktion (vgl. auch Beaulieu 1980; Sölveborn 1983).
[...]

Nach einer maximalen isometrischen Kontraktion tritt kurzzeitig eine Entspannung (Relaxationsphase) ein, in der die Muskulatur besonders dehnfähig, d. h. der muskulärreflektorische Widerstand der Muskeln gegen Dehnung vermindert ist („Sherrington-Prinzip").
[...]

Alle Dehnungstechniken können sowohl als aktiv-selbstgesteuerte oder passiv-fremdgesteuerte Dehnung ausgeführt werden, [Anmerkung: Beim aktiven Dehnen ist es die eigene Muskulatur, welche die jeweiligen Gegenspieler dehnt. Passives Dehnen erfolgt mit Unterstützung der Schwerkraft, des Partners oder eines Gerätes].

Die in den USA entstandenen Dehnungstechniken des *Stretching* (Holt, Anderson, Beaulieu u. a.) sowie die vor allem in Schweden von Ekstrand, Grahn/Nordenborg und Sölveborn betriebenen Studien mit Sportlern vesuchen dagegen nachzuweisen, daß Stretching-Methoden als gehaltenes Dehnen (nach Anderson) oder als „Contract-Relax-Dehnen" (nach Holt u. Sölveborn) eine qualitativ bessere Wirkung auf die Gelenkbeweglichkeit haben, weil diese die biologischen Grundlagen besser berücksichtigen und somit ein sanftes, schonendes Verfahren darstellen, weswegen wohl auch alle Autoren die prophylaktischen Aspekte dieser Methoden nachhaltig unterstreichen. Schwedische Untersuchungen an Fußball- und Eishockey-Nationalspielern vor allem von Ekstrand (zit. nach Sölveborn 1983) heben die Verminderung der Verletzungshäufigkeit an Muskeln und Muskelansätzen als besondere Wirkungsweise des langsamen und gehaltenen Dehnens (Stretching) hervor.

[Es wurde mehrfach darauf verwiesen, welche Bedeutung eine Reduzierung des Muskeltonus, mit anderen Worten die Entspannung der Muskulatur für ihre Dehnbarkeit besitzt.]
Alle Muskeldehnungstechniken nach der Methode des gehaltenen Dehnens sind dazu geeignet, dieser Zielstellung zu genügen. Besonders die Dehnungsübungen nach der Vorspannungs-Dehnungs-Methode (contract-relax-stretch) scheinen eine über die psychologische Wirkung hinausgehend tiefgreifendere psychovegetative Entspannung zu begünstigen. Die signifikant geringere Muskelverletzungshäufigkeit, die Ekstrand (1982) bei schwedischen Liga-Fußballspielern nach Aufnahme dieser Methode ins Konditionstraining beobachten konnte, ist sicherlich auch auf die psycho-vegetativen Zustandsveränderungen (im Sinn von Relaxation) zurückzuführen, ein Aspekt, der im Sport bisher wenig Beachtung fand, in der Physiotherapie dagegen traditionell viel stärker berücksichtigt wurde.

H.-P. Knebel 1985, S. 93ff bzw. 55

Dehnen im Rahmen des Aufwärmens

Dehnen (Stretching) ist fester Bestandteil nahezu jeder Wettkampfvorbereitung, Trainingseinheit und auch Sportstunde. Meist steht es an zweiter Stelle eines Aufwärmprogramms, hinter Ganzkörperübungen wie z. B. Laufen und vor sportartspezifischen Bewegungen. Um die Bedeutung des Dehnens im Rahmen des Aufwärmens besser zu verstehen sowie eine geeignete Übungsauswahl treffen zu können, sollte man folgende Sachzusammenhänge kennen bzw. Grundsätze beachten:

Überwiegend statische Übungen (vor allem keine ruckartigen, zerrenden Bewegungen) sollten auch zum Dehnen im Rahmen des Aufwärmens bevorzugt werden.

Dehnübungen fördern die Erwärmung, können sie aber auch hemmen. Im Gegensatz zu anderen Körpern, die sich bei Dehnung abkühlen und bei Kompression erwärmen (Eis schmilzt unter Druck), kommt es im Muskel bei Dehnung zu einem Temperaturanstieg. Man spricht von einem negativen thermoelastischen Effekt (David 1986). Dieser Effekt schlägt jedoch plötzlich in Abkühlung um, wenn die dehnenden Kräfte stärker werden als die absolute Kraft des Muskels. Das bedeutet, daß übertriebenes, vor allem starkes ruckartiges Dehnen, die Erwärmung hemmen und überdies zu Verletzungen führen kann.

Dehnübungen allein reichen zum Aufwärmen nicht aus (vgl. Thema: Sport, Band 11, Kap. C. 4).

Die Reihenfolge der Übungen sollte folgender Regel entsprechen (nach Knebel 1985):
- Man ordnet die verschiedenen Muskelgruppen einzelnen Funktionskreisen zu. I. Hals und Kopf; II. Rumpf mit Lenden-, Becken-, Hüftregion; III. Hüfte und Beine; IV. Schultern und Arme. Zuerst werden die Muskeln desjenigen Funktionskreises gedehnt, der später am stärksten beansprucht werden soll; dann die des am zweitstärksen beanspruchten usw.
- Innerhalb eines Funktionskreises die Antagonisten vor den Agonisten (bezogen auf die überwiegende spätere Beanspruchung) dehnen!
- Beim Dehnen der Extremitätenmuskulatur (Funktionskreise III und IV) beginnt man mit den körperäußeren Muskelgruppen.

Dehnen und Entspannen einerseits sowie Kräftigen und Stabilisieren andererseits sind Zielbereiche, die beide in die Vorbereitung einbezogen werden sollten. Oft ist eine zu sehr entspannte Muskulatur für die folgenden Bewegungsaufgaben gar nicht vorteilhaft. Vor allem bei Schnelligkeits- und Schnellkraftanforderungen fördert ein leicht erhöhter Muskeltonus die Leistungsbereitschaft. Auch kann eine übermäßig gedehnte Haltemuskulatur bei starker folgender Gelenkbeanspruchung destabilisierend wirken. Deshalb sollte beim Aufwärmen nach dem Dehnen die Muskulatur durch leichte Kräftigungsübungen (s. auch Abb. 40) tonisiert werden. Hierbei ist auch die psychische Anspannung des Sportlers zu berücksichtigen. Im Vorstartzustand, vor Wettkämpfen also, sind entspannende Maßnahmen stärker zu berücksichtigen als vor dem Training, Schul- oder Freizeitsport.

Abwärmen und Dehnen

Während das Aufwärmen weitgehend zur Selbstverständlichkeit mit bisweilen rituellen Zügen geworden ist, wird ein systematisches, aktives Entmüden (Abwärmen oder Cool-down) seltener in das Sporttreiben einbezogen. Dabei kommt ihm für die körperliche Fitness und Leistungsentwicklung große Bedeutung zu.
Bekanntlich sind für den Erhalt und die Entwicklung der körperlichen Leistungsfähigkeit durch Training nicht nur Art und Umfang der Belastung von Bedeutung, sondern auch die Intensität der Erholung (siehe Thema: Sport, Band 11). Diese kann durch vor- und nachbereitende Maßnahmen deutlich verstärkt werden (Abb. 48a). Nach der Belastung begünstigen ruhige Ganzkörperübungen (Auslaufen) regenerative Stoffwechselprozesse. Anschließend helfen Dehnungsübungen, die Muskulatur zu entspannen und ihre Erholungsfähigkeit zu steigern. Der Organismus schaltet schneller und intensiver von einem ergotropen, d. h. auf Leistung ausgerichteten Erregungszustand auf einen trophotropen, d. h. auf Erholung eingestellten Zustand um.
Geeignet sind vor allem aktive und passive statische Dehnungsübungen. Nach ermüdender Kraft- und Ausdauerbeanspruchung sollte man Übungen nach der CRS-Methode sowie sehr langes, intensives Dehnen vermeiden, da hierdurch die lokale Blutzufuhr gedrosselt und damit der muskuläre Erholungsprozeß beeinträchtigt wird. Zu empfehlen ist ein intermittierendes Dehnen, d. h. ein ruhiges mehrfaches Wechseln von Dehnung und Entspannung.

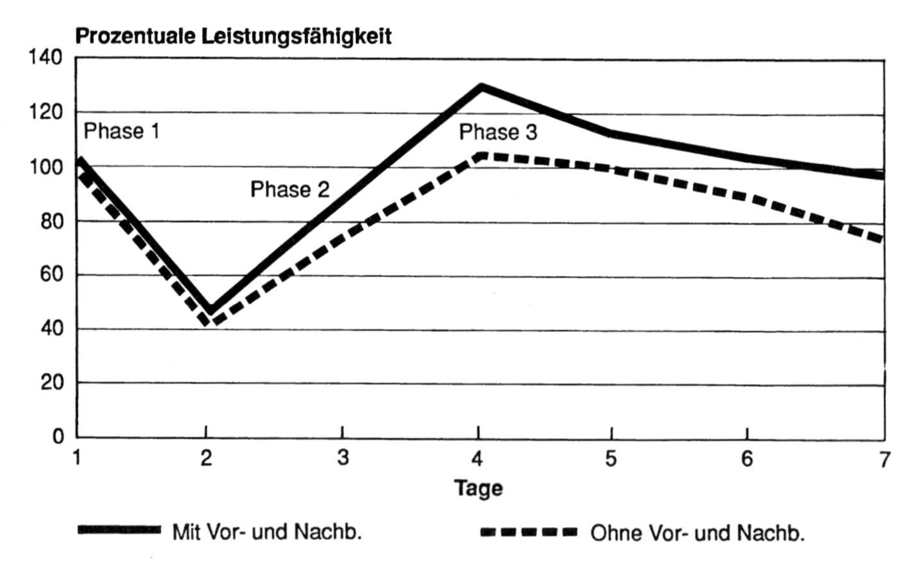

Abb. 48a: Belastungsverarbeitung mit und ohne vor- und nachbereitende Maßnahmen nach J. Freiwald 1991, S. 25

Aufgabe 55: *Die Abb. 46 zeigt einige Bewegungsabläufe aus verschiedenen Sportarten, die Anforderungen an die Beweglichkeit stellen. Geben Sie dazu jeweils die Art der Beweglichkeit sowie die betroffenen Gelenke und die auf Dehnbarkeit beanspruchten Muskeln an.*
Nennen Sie weitere Bewegungsbeispiele, und machen Sie auch hierzu die entsprechenden Angaben.
Aufgabe 56: *Sofern Sie im Unterricht einzelne Beweglichkeitstests durchgeführt haben, vergleichen Sie die Ergebnisse der Teilnehmer daraufhin, ob trainierte Sportler entsprechend den Anforderungen ihrer Sportart günstigere Werte erzielt haben.*
Aufgabe 57: *Erstellen Sie auf der Grundlage Ihres Abschneidens in diesem Vergleich (Aufgabe 56) einen Übungskatalog, der schwerpunktmäßig ihre Beweglichkeitsdefizite anspricht, und zwar vor allem im Hinblick auf Ihre Kurssportarten.*
Aufgabe 58: *Erstellen Sie eine Liste der im Text angesprochenen Faktoren, die die Beweglichkeit beeinflußen.*
Aufgabe 59: *Fassen Sie in Stichworten die Bedeutung von Dehnungsübungen für das Auf- und Abwärmen zusammen.*
Aufgabe 59a: *Erläutern Sie die Abbildung 48a. Erklären Sie dabei, was unter den Phasen 1–3 zu verstehen ist. (Ziehen Sie ggf. Thema: Sport, Band 11 zu Rate.)*

3. Welche Anforderungen stellen verschiedene Sportarten an die Kondition?

Wer gezielt seine Leistung verbessern will, muß wissen, „worauf es ankommt". Er muß die Anforderungen „seiner Sportart" kennen, um entsprechende Trainingsschwerpunkte setzen zu können.

Natürlich gibt es keine exakten Messungen, nach denen sich die diesem Abschnitt vorangestellte Frage endgültig beantworten ließe. So geben die Zuordnungen und Aufteilungen in Abb. 49 die auf Erfahrung beruhende Einschätzung einiger Trainer und Trainingswissenschaftler wieder. Auch fordert die Beschäftigung mit dieser Frage vorab eine terminologische Klärung. Der Konditionsbegriff wird in der Literatur zur Trainingslehre nämlich unterschiedlich abgegrenzt. Hier sollen unter diesem Begriff nur die vier Grundeigenschaften Kraft, Ausdauer, Schnelligkeit und Beweglichkeit zusammengefaßt werden. Als weitere Grundvoraussetzung körperlicher Leistungsfähigkeit stellt man daneben die sogenannten koordinativen Fähigkeiten oder kurz die Koordination. Als ihre wesentliche Grundlage gilt die Gewandtheit. Sie äußert sich vor allem

- in der motorischen Lernfähigkeit (der Fähigkeit also, Bewegungsfertigkeiten schnell zu erlernen),
- dem Grad der Beherrschung motorischer Aktionen (d. h. u. a. der technischen Exaktheit und Flüssigkeit des Bewegungsablaufs) und
- der motorischen Anpassungsfähigkeit (der Fähigkeit, situationsgemäß zu reagieren und Bewegungen dabei zu korrigieren oder umzustellen.

nach P. Hirtz u. a., in Manfred Letzelter 1978, S. 207

Auf weitere bedeutsame Eigenschaften des Sportlers, wie z. B. taktische Fähigkeiten, kann in diesem Rahmen nicht eingegangen werden.

Leichtathletik

Schnelligkeits-/Schnellkraftdisziplinen (100 bis 400 m, Hürden, Sprungdisziplinen)

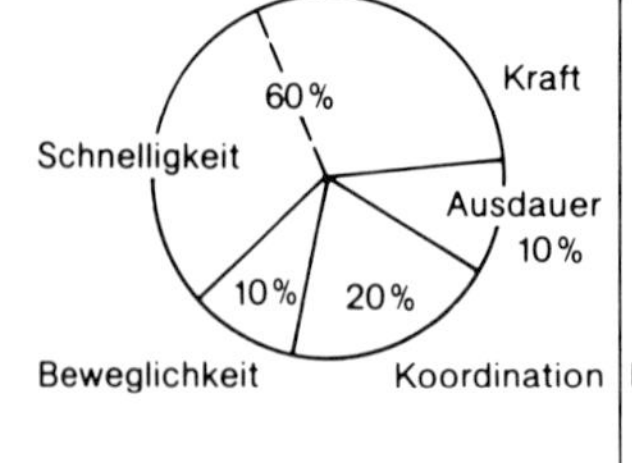

Kraft-/Schnellkraftdisziplinen (Stoß- und Wurfdisziplinen)

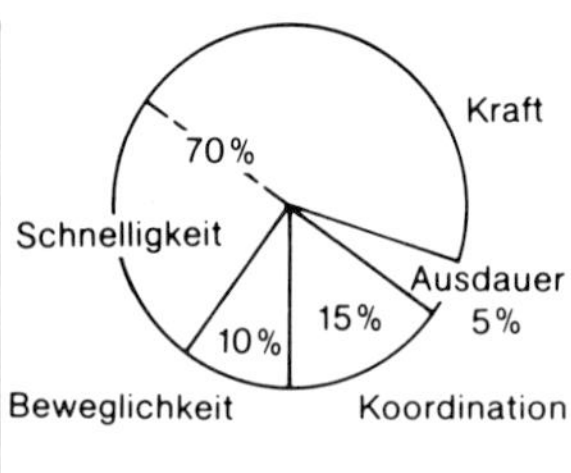

Ausdauerdisziplinen (800 m bis Marathon, 400-m-Hürden, Gehen)

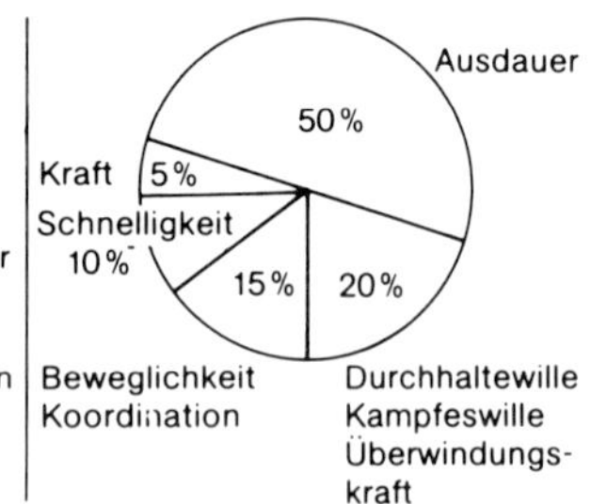

Fußball

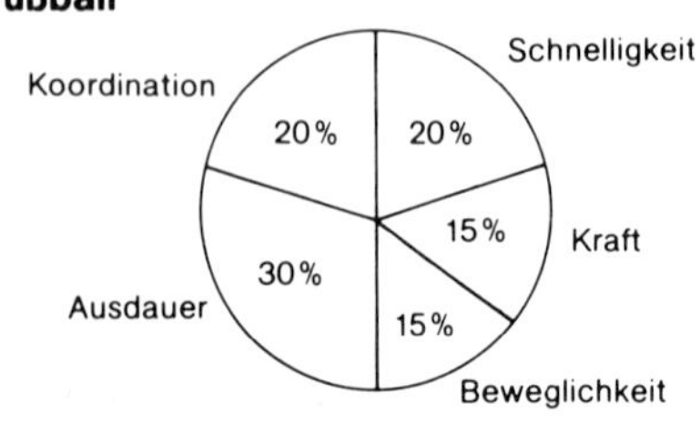

Handball

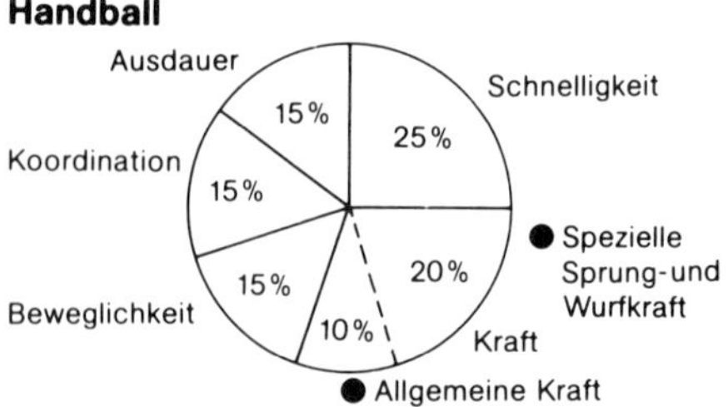

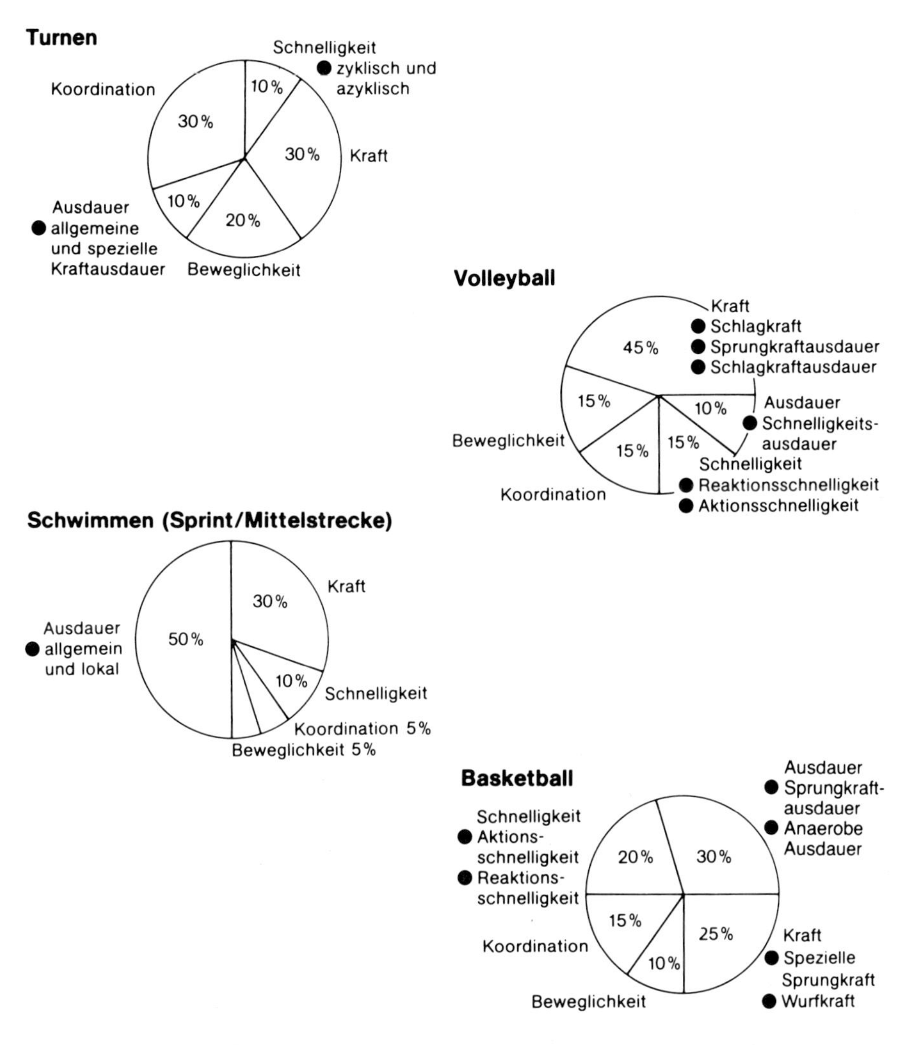

Abb. 49: Einschätzung der Anforderungen an Kondition und Koordination in verschiedenen Sportarten (nach U. Jonath, R. Krempel 1982)

Aufgabe 60: *Inwieweit entspricht die Einschätzung in der Abb. 49 Ihren eigenen Vorstellungen? Verschieben sich die Anteile in einzelnen Sportarten in Abhängigkeit vom Leistungsniveau, d. h. sind die Anteile der Anforderungen im Schulsport andere als im Hochleistungssport?*

Aufgabe 61: *Stellen Sie zu den Sportspielen, die in der Abb. 49 berücksichtigt sind, typische Fertigkeiten und Spielsituationen zusammen, die jeweils besondere Anforderungen an bestimmte konditionelle Voraussetzungen stellen.*
Aufgabe 62: *Nennen Sie Beispiele für Situationen im Sport, die besondere Anforderungen an die motorische Anpassungsfähigkeit, wie sie im Text charakterisiert wurde, stellen.*

---

4. Welche Wechselwirkungen treten zwischen der Kraft und anderen konditionellen Grundeigenschaften auf?

Kraft und Schnelligkeit

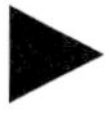

„Weltklassewerfer [und -stoßer] zeichnen sich durch gute Sprintleistungen aus", stellt Karl-Heinz Bauersfeld, Professor an der Deutschen Hochschule für Körperkultur in Leipzig, fest.

Daß die Kugelstoßleistung nicht nur von der Maximalkraft abhängt, sondern u. a. auch von der Fähigkeit, Bewegungen mit hoher Schnelligkeit durchzuführen, belegt auch die Untersuchung, deren Ergebnisse in der Abb. 50 wiedergegeben sind.
Da ein solcher Zusammenhang auch zwischen Wettkampfleistung und Maximalkraft nachzuweisen ist, läßt sich die Frage stellen, inwieweit sich eine große Maximalkraft günstig auf die Bewegungsschnelligkeit auswirkt. Die folgenden Überlegungen sowie deren experimentelle Überprüfung geben aufschlußreiche Hinweise.

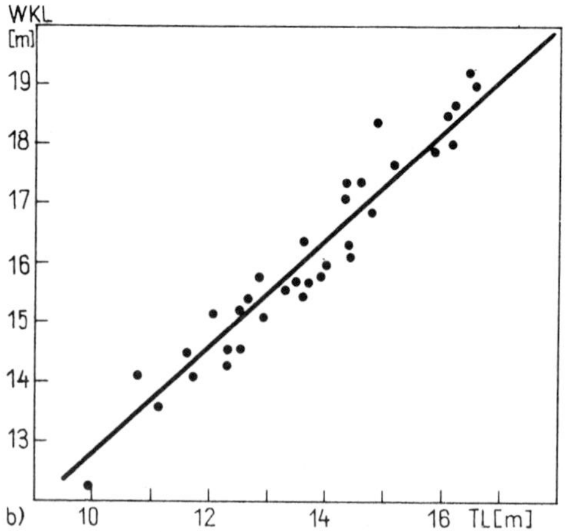

Abb. 50: Abhängigkeit zwischen der Leistungsfähigkeit in der Wettkampfdisziplin (Kugel) WKL und speziellen Schnellkrafttests TL.
(K.-H. Bauersfeld, G. Schröter 1980, S. 289)

Bei konstanter Ausgangslänge ist die Verkürzungsgeschwindigkeit des Muskels um so kleiner, je größer die Last wird, die gehoben werden soll. Bei unendlich großer Last kommt es zur isometrischen Kontraktion, mit abnehmender Last nimmt die Verkürzungsgeschwindigkeit zu. Dieses Verhalten ergibt sich aus der Gleichung von A. V. Hill (1927):

$$v = \frac{(Po - P) \cdot b}{P + a}$$

v = Verkürzungsgeschwindigkeit
Po = maximale isometrische Kraft
P = Last
a = Kraftkonstante ($a/Po \approx 0{,}25$)
b = Muskellängenkonstante

Mit wachsendem *Po*, aber gleichbleibendem *P*
müßte nach dieser Gleichung P mit zunehmender Geschwindigkeit bewegt werden können. Theoretisch wäre also mit zunehmender Maximalkraft eine Parallelverschiebung der Kraft-Geschwindigkeits-Relation denkbar, so daß eine gleich große Last nach einem Muskeltraining mit höherer Verkürzungsgeschwindigkeit gehoben werden könnte.

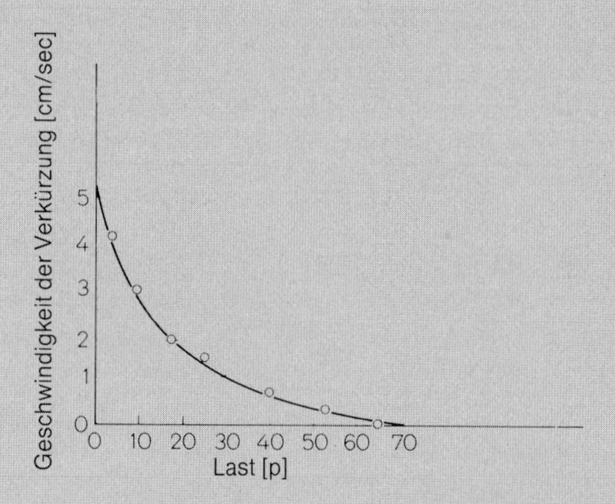

Abb. 51: Die Beziehung zwischen Verkürzungsgeschwindigkeit und Last nach A. V. Hill. (nach H. Stoboy in Wildor Hollmann 1977, S. 21, 22)

Zur Überprüfung dieses hypothetischen Sachverhalts wurden eineiige männliche Zwillinge mit gleicher physikalischer Leistung, aber unterschiedlicher Arbeit im Bankdrücken und Kniebeugen mit Scheibenhanteln trainiert (Röcker u. Mitarb., 1971). A trainierte mit 80%, B mit 24% der jeweiligen maximalen Kraft. Die Wiederholungszahl betrug für A 3, für B 10, wobei B die Streckbewegungen mit maximaler Schnelligkeit ausführte. Sowohl für Bankdrücken und Kniebeugen mit

Scheibenhanteln als auch für die statische Kontraktion des M. quadriceps femoris (s. Abb. 7) war der Kraftzuwachs bei A größer als bei B. Die statische Ausdauer des M. quadriceps femoris wurde nur bei A im Verlauf des Trainings größer. [. . .] Während die elektrische Aktivität bei A als Ausdruck der Ökonomisierung der Muskelkontraktion erheblich abnahm, blieb sie bei B praktisch konstant. Daraus ergab sich, daß bei schnellem Bankdrücken und Kniebeugen die Bewegungsgeschwindigkeit nach Training für A zu-, für B dagegen abnahm (Tabelle [9]).

Tabelle 9:
Bewegungsgeschwindigkeit (V) beim schnellen Bankdrücken bzw. Kniebeugen mit Scheibenhanteln nach einem leistungsgleichen Training mit großer (A) bzw. kleiner Arbeit (B). Die trainingsbedingten Änderungen sind in absoluten und prozentualen Werten angegeben

	V m/sec	V m/sec	prozentuale Änderung %
Bankdrücken			
A vor Training	0,688	+ 0,248	+ 36,0
nach Training	0,936		
B vor Training	0,804	– 0,132	– 16,4
nach Training	0,672		
Kniebeugen			
A vor Training	0,406	+ 0,038	+ 9,4
nach Training	0,444		
B vor Training	0,459	– 0,028	– 6,1
nach Training	0,431		

H. Stoboy a. a. O., S. 42, 43

Anderen Beobachtungen zufolge kann ein Krafttraining mit schweren Gewichten, die nur entsprechend langsam bewegt werden können, dazu führen, daß die maximale Bewegungsgeschwindigkeit unter geringer Belastung allmählich abnimmt, wenn nicht zusätzlich Schnelligkeitsübungen mit hoher bis höchster Bewegungsgeschwindigkeit durchgeführt werden.

Aufgabe 63: *a) Welcher hypothetische Zusammenhang zwischen Maximalkraft und Bewegungsgeschwindigkeit ergibt sich auf der Grundlage der Hillschen Gleichung?*
b) In welcher Weise müßte sich danach der Kurvenverlauf in Abb. 51 ändern, wenn die Maximalkraft bei konstanter Last zunähme?

Aufgabe 64: *Überprüfen Sie die in Zusammenhang mit Aufgabe 63a formulierte Hypothese an Hand der in der Tab. 9 zusammengestellten Versuchsergebnisse.*
Aufgabe 65: *Warum war es sinnvoll, für das Experiment eineiige Zwillinge als Testpersonen auszuwählen? Worin könnten die Ursachen dafür liegen, daß bei Person B ein leichter Rückgang der Werte gemessen wurde (beachten Sie auch die Ausgangswerte!)?*
Aufgabe 66: *Wie läßt sich die Beobachtung erklären, daß ein ausschließliches Training mit schweren Gewichten längerfristig die maximale Bewegungsgeschwindigkeit (ohne Zusatzlast) vermindern kann?*
Aufgabe 67: *Formulieren Sie eine zusammenfassende Beurteilung über mögliche Auswirkungen eines Maximalkrafttrainings auf die Schnelligkeit verschiedener sportlicher Bewegungen. Berücksichtigen Sie dabei auch die Zusammenhänge, die schon im Abschnitt „Schnelligkeitstraining" dargestellt wurden.*

Kraft und Ausdauer

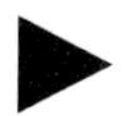

Eine absurde Vorstellung: Ein Muskelmann von der Statur eines Bodybuilders als erfolgreicher Teilnehmer an der Tour de France.
Kein Anlaß zur Verwunderung dagegen bei der folgenden Beobachtung: Ein Muskelmann schafft spielend zwanzig Kniebeugen mit einem schweren Gewicht auf den Schultern. Einem Radprofi dagegen gelingen gerade drei hintereinander.

So überzogen der Vergleich erscheinen mag; unter diesem Blickwinkel lassen sich Wechselwirkungen zwischen Kraft und Ausdauer auf der Grundlage ihrer jeweiligen physiologischen Voraussetzungen verdeutlichen. Dazu muß man sich die folgenden Zusammenhänge bewußtmachen:
Kontrahiert sich ein Muskel gegen einen geringen Widerstand – bis ca. zwanzig Prozent seiner Maximalkraft – sind nur so wenige Fasern beteiligt, daß sein Energiebedarf vollständig auf aerobem Wege gedeckt werden kann. Das heißt, das Sauerstoffangebot des Herz-Kreislaufsystems reicht für die Energiebereitstellung im Muskel aus. Wesentliche Voraussetzung ist allerdings ein hinreichend dichtes Blutgefäßnetz im Muskel selbst.
Nun reagiert der Muskel auf ein entsprechend angelegtes Krafttraining zwar mit einer Faserverdickung, nicht aber in gleichem Maße mit der Eröffnung weiterer Kapillargefäße. Aufgrund der erhöhten Fibrillenzahl im hypertrophierten Muskel steht somit weniger Blut zur Versorgung jeder einzelnen Fibrille zur Verfügung. Hinzu kommt, daß die Transportwege für den Sauerstoff von der Peripherie bis ins Zentrum der Faser deutlich länger werden (Abb. 52). Die sich daraus ergebende ungünstigere Sauerstoffversorgung hat zur Folge, daß ein größerer Anteil der Energiestoffwechselprozesse anaerob verläuft. Das wiederum führt zu einem stetigen Anstieg der Milchsäurekonzentration, also zur Übersäurung und Ermüdung des Muskels.

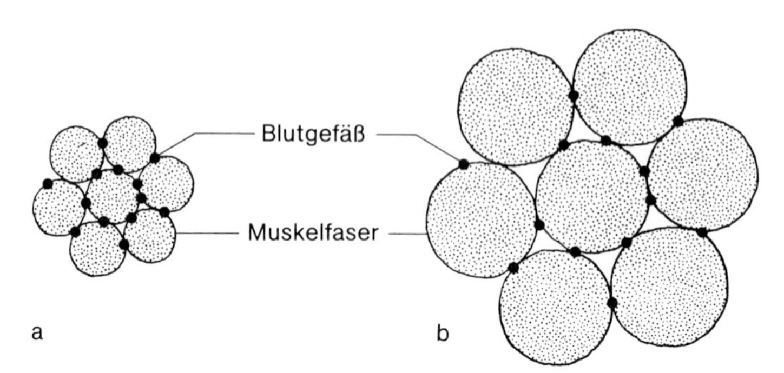

Abb. 52: Schematischer Querschnitt eines Muskels vor (a) und nach (b) Hypertrophie. Muskelhypertrophie ohne gleichzeitige Verbesserung der Kapillarisierung führt zu einer ungünstigeren Relation von Fasermasse (Fibrillenzahl) und Gefäßquerschnitt (Gesamtquerschnitt aller Kapillaren).

Bei größeren Kraftbeanspruchungen – z. B. vierzig Prozent der Maximalkraft – sind so viele Fasern an der Kontraktion beteiligt, daß das Sauerstoffangebot des Herz-Kreislaufsystems nicht mehr ausreicht, um den Bedarf des Muskels zu decken; zumal bei hoher Belastung die Kapillaren von den sich kontrahierenden Muskelfasern zusammengedrückt werden; der Muskel drosselt also seine eigene Blutzufuhr. Er ist jetzt in hohem Maße auf anaerobe Energiebereitstellung angewiesen.
In einem solchen Falle ist der Muskel im Vorteil, der zur Überwindung eines bestimmten Widerstandes mit einem geringeren Anteil willkürlich innervierter Fasern auskommt. Fallen nun im Verlauf der Belastung, z. B. nach mehrfachen Wiederholungen, einzelne Fasern aufgrund ihrer erschöpften Energiereserven aus, können andere aktiviert werden, die sich bis dahin nicht kontrahiert hatten. Ein hyptertrophierter Muskel verfügt hierzu ebenso über weitere Reserven wie ein Muskel mit guter intramuskulärer Koordination.

Aufgabe 68: *Geben Sie einen kurzgefaßten Überblick über die biologischen Hintergründe der jeweiligen Unterlegenheit des Radrennfahrers bzw. des Muskelmannes in den im Text beschriebenen Situationen.*
Aufgabe 69: *Unter welchen Bedingungen halten Sie ein Krafttraining für ausdauerfördernd bzw. -hemmend? Welche Konsequenzen ergeben sich daraus für das Training in bestimmten Sportarten wie z. B. Rudern?*
Aufgabe 70: *Haltearbeit (Dauerkontraktion eines Muskels) führt besonders schnell zur Ermüdung. Begründen Sie diesen Satz mit Hilfe im Text beschriebener Zusammenhänge.*

Kraft und Beweglichkeit

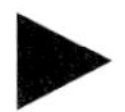 Kann Krafttraining wirklich „steif" machen?

In der Tat, nach starker Kontraktion entspannt sich der Muskel zunächst nicht vollständig bis zu seiner Ausgangslänge, er behält einen Kontraktionsrückstand. Geschieht das häufig, kann es zu einer Dauerverkürzung kommen. Auch eine ausgeprägte Hypertrophie kann zu einer Verkürzung der Ruhelänge des Muskels führen; insbesondere bei gefiederten Muskeln (Abb. 17). Die sich verdickenden Fasern beanspruchen nämlich einen größeren Querschnitt. Dadurch üben sie einen Druck aufeinander aus, der zur Vergrößerung des Winkels (α) zwischen Faser und Sehnen führt. Die Ruhelänge des Muskels wird geringer (Abb. 53).
Um eine Einbuße an Beweglichkeit zu vermeiden, sollte deshalb jedes Krafttraining von regelmäßigen Dehnübungen begleitet werden.

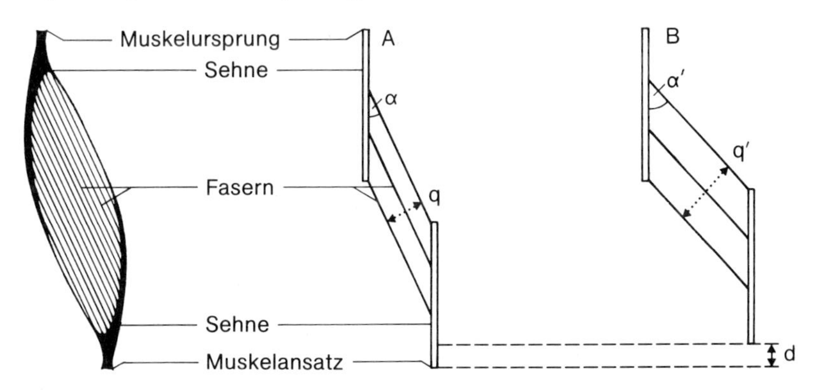

Abb. 53: Modell zur Verdeutlichung der Auswirkung einer Faserhypertrophie auf die Muskellänge eines gefiederten Muskels. A: vor, B: nach Hypertrophie. Die Vergrößerung des Faserquerschnitts von q auf q' führt zu einer Vergrößerung des Winkels α auf α' und damit, bei gleichbleibender Faserlänge, zu einer Verkürzung des Muskels um die Strecke d.

Aufgabe 71: *Erläutern Sie, inwiefern der in der Abb. 53 dargestellte Zusammenhang sich negativ auf die Beweglichkeit auswirken kann. Bedenken Sie dabei, welche Aufgaben gefiederte Muskeln häufig übernehmen (vgl. S. 26).*

Aufgabe 72: *Welche Auswirkungen eines Schnelligkeitstrainings auf die Ausdauer sowie eines Ausdauertrainings auf die Schnelligkeit sind zu erwarten? Berücksichtigen Sie vor allem auch folgende Gesichtspunkte:*

a) Die Bedeutung der intermuskulären Koordination für die Bewegungsökonomie, d. h. für das Verhältnis von Energieaufwand und erzielter Wirkung.

b) Die spezifische Beeinflußbarkeit der verschiedenen Muskelfasertypen (STF und FTF) durch entsprechende Trainingsbelastung.

II. Konditionsverbesserung – ein langfristiger Prozeß

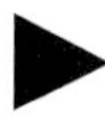

Sie kämen gewiß nicht auf die Idee, erst vier Wochen vor der Abiturprüfung die notwendigen konditionellen Voraussetzungen erwerben zu wollen, die Ihnen bisher zu einer besseren Note fehlten – etwa mit dem Ziel, beim Volleyball-Schmetterschlag endlich hoch genug springen zu können oder im Handballspiel die volle Spielzeit besser durchzustehen.

Organische Anpassungsvorgänge beanspruchen längere Zeiträume als z. B. das Erlernen einer einfachen Bewegungsfertigkeit. Die Verbesserung konditioneller Grundeigenschaften durch Training kann nur in einem langfristigen und systematischen Prozeß erfolgen, in dem nicht einfach eine Trainingseinheit an die andere gereiht wird, sondern dem ein planmäßiges Vorgehen zugrunde liegt.
In Teil I der Trainingsbiologie waren neben dem Prinzip der optimalen Relation von Belastung und Erholung auch die Trainingsprinzipien der progressiven Belastung und des langfristigen Trainingsaufbaus behandelt worden (Thema: Sport Bd. 11, S. 15ff). Nachdem jetzt auch andere konditionelle Grundeigenschaften und ihre Trainierbarkeit angesprochen worden sind, soll an dieser Stelle noch einmal ein Blick auf allgemeine Grundlagen des Trainings geworfen werden.

1. Allgemeine und spezielle Ausbildung der Kraft

Die Trainingsbeispiele auf S. 44–45 zeigen deutliche Unterschiede in bezug auf die Zielperspektive, unter der jeweils Sport getrieben wird, sowie auch im Hinblick auf den Stand der Leistungsentwicklung der Trainierenden. Diese Unterschiede kommen nicht nur in der Höhe der Belastung zum Ausdruck, sondern auch in der Art der jeweils ausgewählten Übungen.
Geht es das eine Mal darum, eine allgemeine Kräftigung der gesamten Muskulatur zu erzielen, werden in einem anderen Beispiel spezielle Muskelgruppen im Hinblick auf eine Belastung trainiert, die für eine bestimmte Bewegung, die Wettkampfübung, wichtig sind. Unter diesem Aspekt unterscheidet man allgemeine und spezielle konditionelle Eigenschaften, und in bezug auf das Training spricht man von allgemeiner und spezieller Ausbildung (oder Training) einer konditionellen Eigenschaft.

Im *allgemeinen Krafttraining* geht es um eine vielseitige Kräftigung der gesamten Muskulatur, und zwar auch im Hinblick auf alle drei Kraftarten, Maximalkraft, Schnellkraft und Kraftausdauer. Dies ist das vorrangige Ziel nicht zuletzt auch im Krafttraining zur Verbesserung der allgemeinen Fitness. Im Leistungssport ist die allgemeine Ausbildung ebenfalls wichtiger Bestandteil des Trainingsprozesses. Sie schafft die Grundlage, die Voraussetzung für die darauf aufbauende spezielle Leistungsentwicklung ist.

Kennzeichnend für das *spezielle Krafttraining* ist die gezielte Entwicklung der Muskelgruppen, die in der Spezialsportart in erster Linie wirksam sind, und zwar in der für diese Sportart typischen Anspannungsweise, d. h. im Hinblick auf Kraftart, Typ der

Muskelarbeit (statisch, dynamisch) sowie auch unter Berücksichtigung wesentlicher Merkmale des Bewegungsablaufes. Hier geht es insbesondere um die Verbesserung der intra- und auch der intermuskulären Koordination.
Auf die unterschiedliche Bedeutung des allgemeinen und des speziellen Krafttrainings für Fitness- und Leistungssport wurde bereits hingewiesen. Die Abb. 54 verdeutlicht daneben ihre unterschiedlichen Anteile in den verschiedenen Phasen der langfristigen Entwicklung körperlicher Eigenschaften im Trainingsprozeß.
Das, was in bezug auf allgemeine und spezielle Kraft gesagt wurde, gilt entsprechend auch für die übrigen konditionellen Grundeigenschaften.

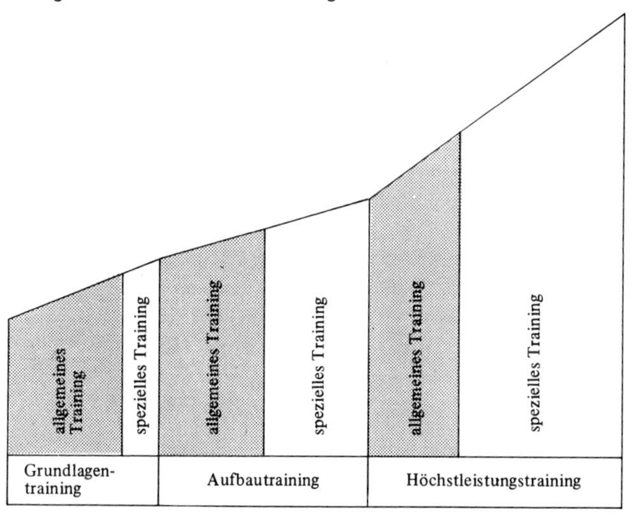

Abb. 54: Das Verhältnis von allgemeiner und spezieller Ausbildung im langfristigen Trainingsprozeß, verdeutlicht an den Relationen im Grundlagen-, Aufbau- und Höchstleistungstraining von Kraft- und Schnelligkeitssportlern unter Berücksichtigung der „progressiven Belastung"
(M. Letzelter 1978, S. 82)

Aufgabe 73: *Vergegenwärtigen Sie sich noch einmal: Was versteht man unter dem Trainingsprinzip der progressiven Belastung, was unter dem Prinzip des langfristigen Trainingsaufbaus?*
Aufgabe 74: *Zeigen Sie an den drei Trainingsbeispielen (S. 44–45) typische Unterschiede zwischen allgemeinem und speziellem Krafttraining auf. Für welchen Bereich erscheint Ihnen das Circuit-Training besonders geeignet? Begründen Sie Ihre Auffassung.*
Aufgabe 75: *Erläutern Sie die Bedeutung der allgemeinen und speziellen Konditionsverbesserung in den verschiedenen Phasen des langfristigen Trainingsprozesses an Hand der Abb. 54.*

---

2. Formschwankungen und das Prinzip der Periodisierung

Eine Erscheinung, die nicht nur im Leistungssport auftritt:

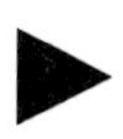

Ein Athlet läßt zu Beginn der Wettkampfsaison durch hervorragende Ergebnisse aufhorchen. Bei den Meisterschaften, drei Monate später, bleibt er unter seinem Leistungsniveau aus dem Vorjahr.

„Hochform" und „Formtief" sind bekannte Erscheinungen, nicht nur im Sport. Den regelmäßigen Schwankungen der Leistungsfähigkeit liegen natürliche, physiologisch bedeutsame Prozesse zugrunde. Zahlreiche Körperfunktionen, wie Herzschlag, Wach-Schlaf-Rhythmus u.v.a., verlaufen in einer regelmäßigen, relativ konstanten Periodik.
Auch im Tagesverlauf treten bei jedem Menschen Schwankungen der allgemeinen Leistungsfähigkeit auf (Abb. 55). Diese endogene, d. h. innengesteuerte Rhythmik ist dadurch gekennzeichnet, daß auf Phasen gesteigerter Aktivität Phasen einer verminderten Leistungsbereitschaft folgen, in denen die Funktionsfähigkeit des Nervensystems regeneriert wird und verbrauchte Energiereserven ergänzt werden können. Gesteuert wird sie im wesentlichen durch das vegetative Nervensystem, welches die inneren Organe mit bestimmten Hirnzentren verbindet. Aber auch äußere Faktoren beeinflussen diese Abläufe. So paßt sich beispielsweise nach Fernreisen die Tagesperiodik auch größeren Zeitverschiebungen allmählich an.

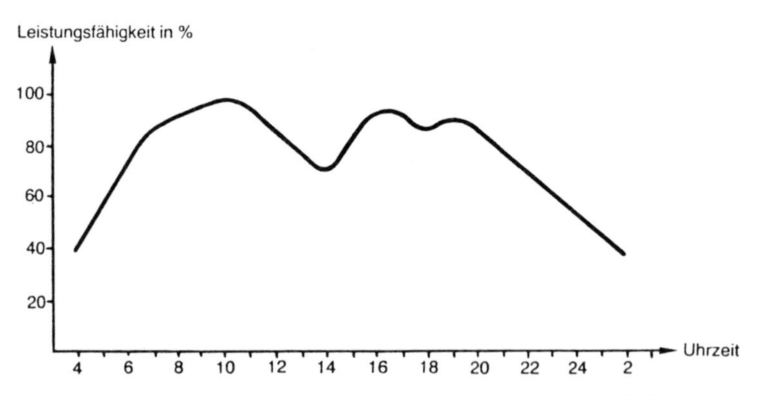

Abb. 55: Schema der biorhythmisch bedingten Leistungsschwankungen im Tagesverlauf.
(M. Grosser u. a. 1981, S. 39)

Vielleicht haben auch Sie schon einmal erlebt, daß sich Ihre sportliche Leistungsfähigkeit geradezu sprunghaft verbessert hat, während sie ein anderes Mal für eine gewisse Zeit zu stagnieren schien. Die langfristige Leistungsentwicklung im Trainingsprozeß verläuft nämlich keineswegs stetig ansteigend, sondern ist ebenfalls regelmäßigen Schwankungen unterworfen. So zeigt die Erfahrung, daß ein Zustand höchster Leistungsfähigkeit nicht länger als zwei Monate aufrechterhalten werden kann.

In der Trainingspraxis trägt man diesem langfristigen Wechsel von erhöhter Leistungsbereitschaft und Regenerationsbedürfnis Rechnung mit dem *Trainingsprinzip der Periodisierung,* und zwar in der Weise, daß man die Trainingsbelastung im Jahresverlauf wellenförmig zu- und abnehmen läßt. Das geschieht kurzfristig in Form von Mikrozyklen, die gewöhnlich eine Woche umfassen. Zwei bis sechs solcher Mikrozyklen ergeben einen Makrozyklus, der ebenfalls durch ansteigende und abfallende Belastung gekennzeichnet ist (Abb. 56), ohne dabei auf lange Sicht gegen das Prinzip der progressiven Belastung zu verstoßen. Der gesamte Jahresablauf schließlich ist in Trainingsperioden gegliedert, deren Belastungsverlauf so strukturiert ist, daß die Entwicklung der Hochform für einen ganz bestimmten Zeitabschnitt, die Wettkampfperiode, angezielt wird.

Die einzelnen Perioden unterscheiden sich nicht nur in der Höhe der Trainingsbelastung insgesamt, sondern auch in typischer Weise in ihrem Verhältnis von Belastungsumfang und Belastungsintensität der angewandten Übungen (Abb. 57) sowie im Hinblick auf eine unterschiedliche Schwerpunktsetzung bezüglich des allgemeinen und speziellen Trainings (Abb. 58).

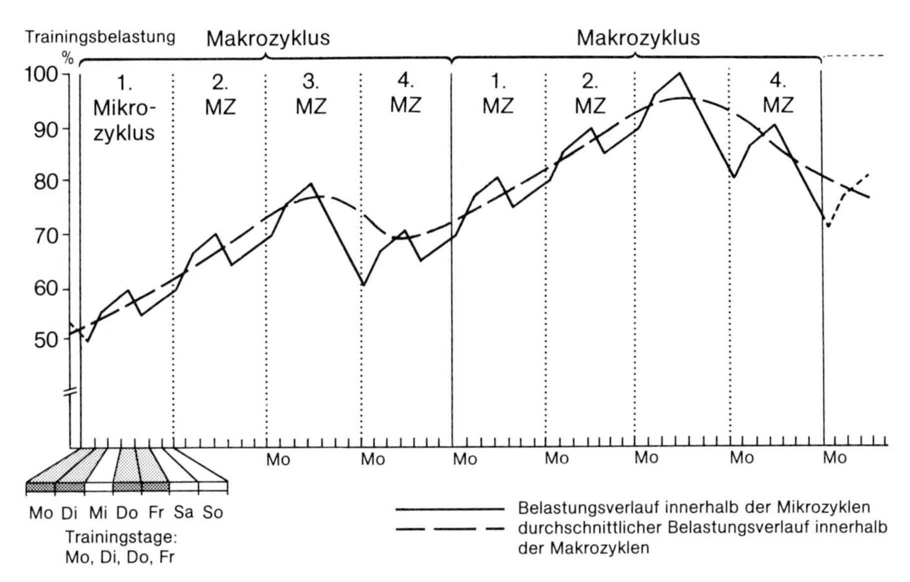

Abb. 56: Schematisch vereinfachtes Beispiel für den wellenförmigen Belastungsverlauf über zwei Makrozyklen. Der Kurvenverlauf innerhalb der Makrozyklen muß sich nicht so exakt wiederholen wie in diesem Beispiel.

Besonders deutlich ausgeprägt findet sich diese Periodisierung in Sportarten mit zeitlich deutlich abgrenzbarer Wettkampfsaison, wie Leichtathletik, Schwimmen, Skilauf, Rudern u. a. Dabei kann der Jahresablauf eine oder zwei Wettkampfperioden vorsehen, z. B. eine Bahn- und eine Hallensaison in der Leichtathletik.

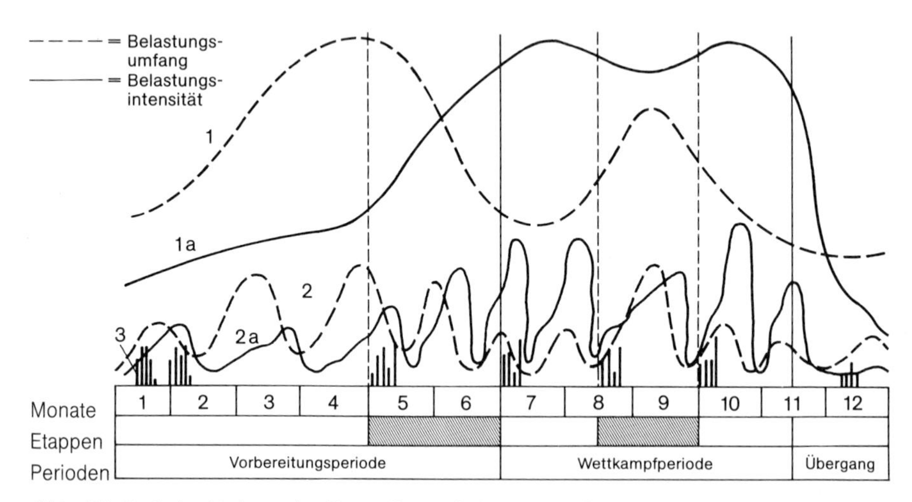

Abb. 57: Typische Variante der Dynamik von Belastungsumfang und -intensität im Jahrestrainingszyklus (nach Matwejew). Oben sind die großen Wellen der Belastungsdynamik (1 und 1a), unten die mittleren Wellen (2 und 2a) dargestellt; die Säulen (3) drücken die schematisierten Mikrozyklen in den einzelnen Etappen aus.

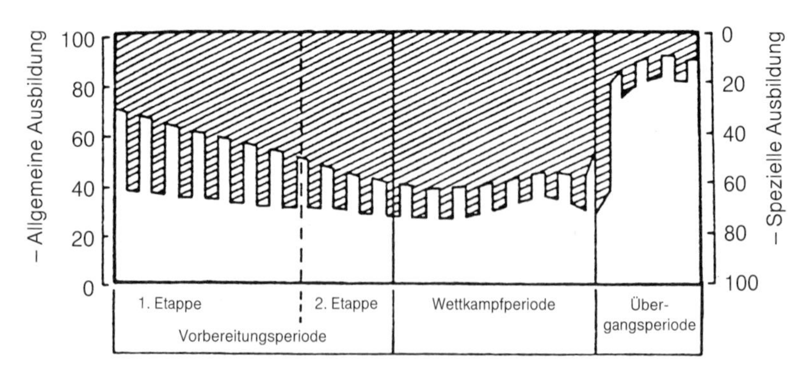

Abb. 58: Das Verhältnis zwischen allgemeiner und spezieller Ausbildung im Trainingszyklus – in % der gesamten Trainingszeit (L. Matwejew 1972, S. 81)

Aufgabe 76: *Versuchen Sie, möglichst unbeeinflußt von der Abb. 55, Ihre persönliche Tagesrhythmik zu beschreiben, und vergleichen Sie sie anschließend mit dem in der Abbildung vorgegebenen Kurvenverlauf.*
Aufgabe 77: *Sehen Sie Möglichkeiten, aus dieser Periodik persönliche Konsequenzen für die Einteilung Ihres Tagesablaufs zu ziehen?*
Aufgabe 78: *Warum sollten europäische Athleten, die in Amerika einen Wettkampf bestreiten, mehrere Tage vorher anreisen?*
Aufgabe 79: *Hochleistungssportler legen oft wichtige Wettkampftermine, soweit möglich, langfristig zu Beginn eines Trainingsjahres fest. Erläutern Sie die Hintergründe für dieses Verhalten.*
Aufgabe 80: *Erläutern Sie an Hand der Abb. 56 und 57, was man unter wellenförmiger Trainingsbelastung versteht und welche unterschiedlichen Zeitabschnitte den Trainingsprozeß langfristig strukturieren.*
Aufgabe 81: *Erarbeiten Sie auf der Grundlage der Abb. 57 und 58 eine Charakteristik der einzelnen Trainingsperioden. Kennzeichnen Sie dazu*
a) ihre schwerpunktmäßige Funktion in bezug auf allgemeine und spezielle Ausbildung konditioneller Grundeigenschaften,
b) das jeweils typische Verhältnis von Belastungsumfang und -intensität,
c) die jeweilige Höhe der Gesamtbelastung (hier: Belastungsumfang + Belastungsintensität).
Aufgabe 82: *Welche Konsequenzen lassen sich aus Ihren Ergebnissen zur vorherigen Aufgabe für Ihre langfristige Vorbereitung auf die praktische Abiturprüfung ableiten?*

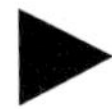

Nach Durcharbeiten des Kap. D sollten Sie erklären können, was mit den folgenden Begriffen gemeint ist.

- Reaktionsschnelligkeit, Reaktionszeit
- Beschleunigungsvermögen
- Aktionsschnelligkeit
- Schnelligkeitsausdauer
- zyklische / azyklische Schnelligkeit
- Geschwindigkeitsbarriere
- aktive, passive, dynamische, statische Beweglichkeit
- Dehnungstechniken
- Kondition, Koordination/Gewandtheit
- motorische Lernfähigkeit, motorische Anpassungsfähigkeit
- Wechselwirkungen zwischen verschiedenen motorischen Grundeigenschaften
- allgemeines und spezielles Training
- biorhythmische Leistungsschwankungen
- Mikro- und Makrozyklus
- Die Trainingsprinzipien (s. S. 84 und S. 87)

3. Checkliste zur Trainingsplanung

Sie haben sich nun mit einigen allgemeinen Gesetzmäßigkeiten und Prinzipien des Trainings sowie seinen biologischen Grundlagen auseinandergesetzt und sollten in der Lage sein, ein Training zur Verbesserung Ihrer Kondition selbständig zu planen und durchzuführen. Die folgenden Fragen können Ihnen dabei als Orientierungshilfe dienen:

1. Welche konditionellen Grundeigenschaften will ich verbessern, welche Muskelgruppen sollen angesprochen werden?
2. Welche Übungen sind dazu geeignet und lassen sich mit den vorhandenen Mitteln realisieren?
3. Welche Methode und Organisationsform bieten sich an?
4. Ist von den Übungen eine Beeinträchtigung anderer konditioneller Grundeigenschaften zu erwarten? Welche ergänzenden Übungen müssen ggf. berücksichtigt werden?
5. Mit welcher Zielsetzung (z. B. Fitness, Hochleistung) trainiere ich, bzw. in welchem Stadium der Leistungsentwicklung (Grundlagen-, Aufbautraining) befinde ich mich? Habe ich dementsprechend ein sinnvolles Verhältnis von Übungen zur allgemeinen und speziellen Ausbildung vorgesehen?
6. Habe ich bei der Übungszusammenstellung vor allem im Hinblick auf Belastungsintensität und -umfang die derzeitige Trainingsperiode berücksichtigt? – Soll sich meine Form allmählich entwickeln, oder stehen bereits in Kürze wichtige Prüfungen bzw. Wettkämpfe bevor?
7. Entspricht die Gesamtbelastung meinem derzeitigen Leistungsstand?
8. Habe ich langfristig einen wellenförmigen Belastungsverlauf eingeplant?

E. Gesundheitliche Aspekte der Kraft

I. Kraft – Schönheit – Gesundheit

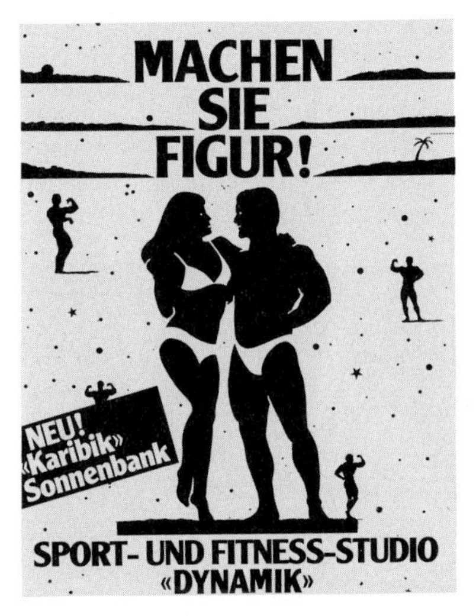

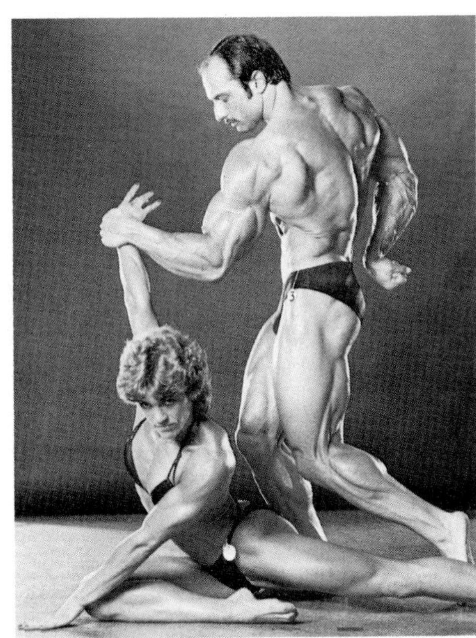

„Paar-Posing"
im Bodybuilding

> Möchten Sie detaillierter ausgebildete Muskeln? Wollen Sie Furchungen und Einschnitte, wie Frank Zane sie am ganzen Körper hat? Sie brauchen nicht weiterzusuchen – die Lösung Ihres Problems bietet das Weider-Isolationsprinzip![1]...
>
> Sportrevue Nr. 8/Aug. 1984

Auch wenn das gar nicht Ihr Problem ist, die Werbeanzeige, die zitierten Sätze, die einen Artikel in einem Bodybuilding-Magazin einleiten sowie das Photo aus derselben Zeitschrift, kennzeichnen einen weit verbreiteten Assoziationszusammenhang: Kraft – Vitalität – Schönheit – Gesundheit. Wie immer man selbst dazu stehen mag, daß ein Zusammenhang zwischen körperlicher Aktivität und Körpergestalt besteht, ist nicht zu leugnen. Ebenso wie durch bestimmte Maßnahmen eine extreme Muskelausprägung erzielt werden kann, führt ständiger Bewegungsmangel zu einer Unterentwicklung der Muskulatur (Abb. 59).

Erläuterung:

1 *Isolationsübungen:* Kraftübungen, bei denen mit leichteren Gewichten Bewegungen so ausgeführt werden, daß sie möglichst nur einen einzigen Muskel beanspruchen.

Das könnte jemandem, der weder einem athletischen Schönheitsideal anhängt noch irgendwelchen sportlichen Ehrgeiz kennt, bedenkenlos erscheinen, wenn nicht mit einer unterentwickelten Muskulatur gleichzeitig eine Reihe körperlicher Fehlfunktionen und größere Anfälligkeit für manche Krankheiten einhergingen. Besonders häufig zu beobachten sind *Haltungsschwächen und Haltungsfehler*, die u.a. durch Fehlbelastungen, wie sie in der Abb. 60 dargestellt sind, begünstigt werden. Zu denken gibt, daß sie sich bei der Hälfte aller Zehnjährigen beobachten lassen und daß ihre Häufigkeit bei Zwanzigjährigen auf ca. 75% ansteigt. Die Ursachen sind primär in einer einseitigen Belastung (Abb. 61) und einer unzureichend ausgebildeten Rumpfmusku-

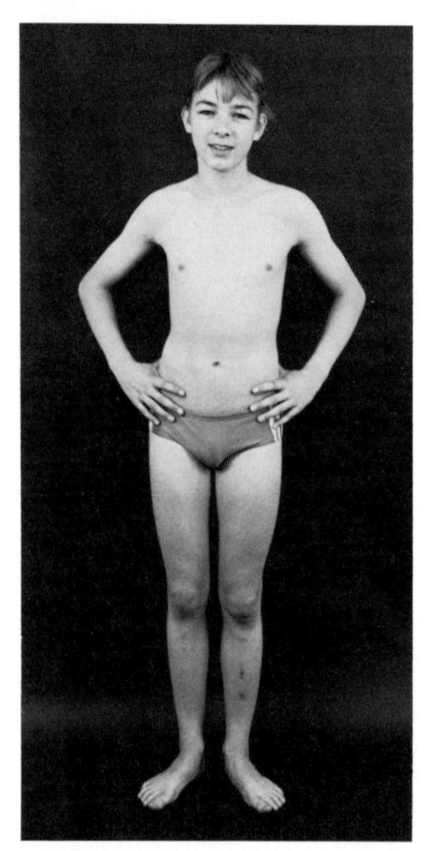

Abb. 59: Untrainierter Körper

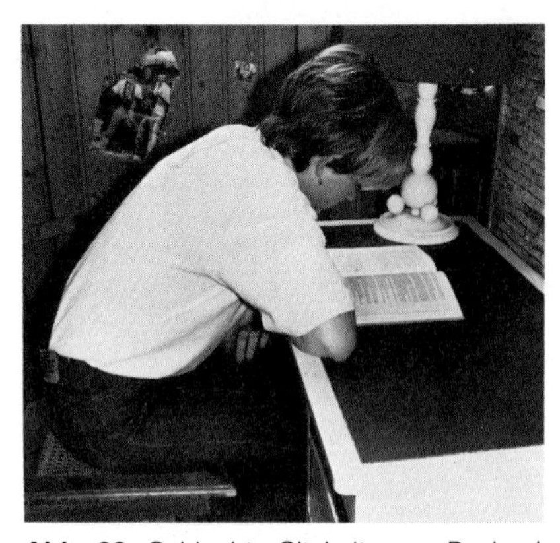

Abb. 60: Schlechte Sitzhaltung z. B. durch zu niedrige Tische.

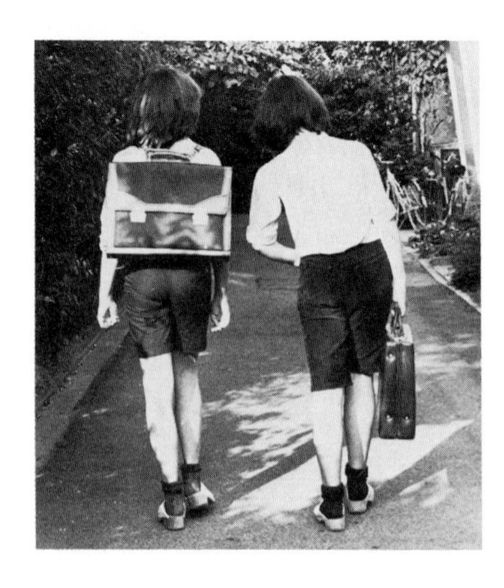

Abb. 61: Einseitige Belastung bewirkt eine ▶ Seitwärtskrümmung der Wirbelsäule. (W. Kuhn 1979, S. 13)

latur zu sehen, wobei unsere heutigen Lebensgewohnheiten eine bedeutende Rolle spielen. Es ist nämlich festzustellen, daß die Anzahl der Betroffenen in den hoch technisierten Ländern weitaus am größten ist.
Abgesehen von dem wenig schönen äußeren Erscheinungsbild können Haltungsschwächen eine Reihe von Funktionsstörungen und Fehlentwicklungen zur Folge haben, die sich u. a. in Form schmerzhafter Abnutzungserscheinungen vor allem an den Wirbelkörpern manifestieren. Sie können die allgemeine körperliche Leistungsfähigkeit erheblich einschränken. Durch gezielte Kräftigung der Rumpfmuskulatur lassen sich solche Schwächen vielfach ausgleichen. Der Sportförderunterricht (früher Schulsonderturnen) sieht hierin eine seiner Aufgaben.
Wird einer fehlerhaften Haltung, auch Haltungsfehler oder Haltungsschwäche genannt, nicht entgegengewirkt, so kann daraus ein Haltungsschaden entstehen. Davon spricht man, wenn bereits nicht mehr auszugleichende organische Strukturveränderungen der Wirbelsäule entstanden sind. Neben den in der Abb. 62 dargestellten Veränderungen kann es auch zu einer seitlichen Verkrümmung der Wirbelsäule, der Skoliose, kommen.
Die ausgeprägte Hohlkreuzhaltung beim hohlrunden Rücken führt zu einer zusätzlichen unangenehmen Folgeerscheinung. Durch das nach vorn gekippte Becken drükken die Eingeweide verstärkt gegen die Bauchwand. Eine dazu noch schwach ausgebildete Bauchmuskulatur kann dann eine bald immer stärker hervortretende Bauchwölbung nicht mehr verhindern.

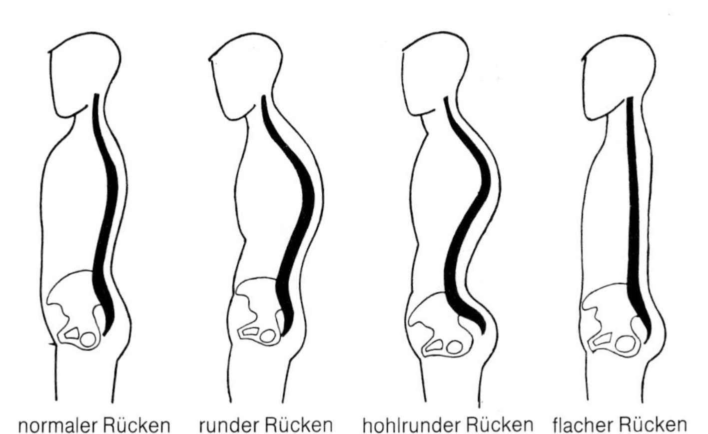

Abb. 62: Darstellung vorherrschender Haltungsfehler (W. Heipertz 1972, S. 75)

Nicht nur unzureichend entwickelte Muskeln können Ursachen solcher Fehlfunktionen und Haltungsfehler sein, sondern auch kräftige und dabei verkürzte Muskeln. Um das zu verstehen und den Risiken begegnen zu können, muß man folgendes wissen.

Es gibt Muskeln im menschlichen Körper, die zur Abschwächung und solche, die zur Verkürzung neigen. Die zur Abschwächung neigenden Muskeln sind in erster Linie die phasischen, schnell zuckenden Muskeltypen, die zur Verkürzung neigenden Muskeln sind in erster Linie unter den tonischen Muskeln zu finden.

Diese *grundsätzlichen Ausprägungen* werden durch einseitige sportliche Tätigkeiten verstärkt. So sind beim Fußballspieler häufig verkürzte Hüftbeuger und beim Tennisspieler verkürzte Nackenmuskeln durch die jeweils für die Sportart typischen Haltungen und Bewegungen zu finden.

Ebenfalls können Krankheiten oder immer wiederkehrende Alltagshaltungen zu Verkürzungen von Muskeln führen, die von ihrer Tendenz her eher zur Abschwächung neigen. So sind beispielsweise bestimmte Wirbelsäulenerkrankungen mit verkürzter Bauchmuskulatur gesellschaftlich bedingt. Hier kann nur der Arzt (Orthopädie) der geeignete Ansprechpartner sein. Unkritisch durchgeführte Dehnungen sind hier fehl am Platze.

Bei festgestellter Gesundheit können Sie den in der Tabelle [9a] aufgezeigten Tendenzen im Rahmen Ihres Auf- und Abwärmens entgegenwirken. Sie sollten vorsorglich die zur Verkürzung neigenden Muskeln dehnen und die zur Abschwächung neigenden Muskelgruppen tonisieren und kräftigen, bei durch einseitige sportliche Tätigkeiten bedingten muskulären Dysbalancen[1] sollen die kräftigen und teilweise verkürzten Muskeln gedehnt und ihre *Gegenspieler* gekräftigt werden.

J. Freiwald 1991, S. 81 u. 86

Bedenken Sie aber, daß falsch durchgeführte oder nicht funktionsgerechte Übungen, zumal wenn man sie häufiger anwendet, ein gesundheitliches Risiko darstellen (vgl. Abb. 62a).

zur Verkürzung neigend	zur Abschwächung neigend
großer Brustmuskel (4)	Kapuzenmuskel (6)
Armstrecker (Triceps) (10)	gerade und schräge (1, 2) Bauchmuskulatur
Lenden-Darmbeinmuskel (14) (Hüftbeuger)	Gesäßmuskulatur (13)
Adduktoren (15)	Zehenstrecker und (19) Fußheber
rückwärtige Oberschenkel- (16) muskulatur (Schenkelbeuger)	Fußmuskulatur (o. Abb.)
Wadenmuskel (20)	

Tab. 9a: Zusammenstellung einzelner zur Verkürzung bzw. zur Abschwächung neigender Muskeln. (Ziffern gem. Abb. 7) in Anlehnung an J. Freiwald 1991, S. 84, 85

Erläuterung:

1 muskuläre Dysbalancen: Störungen im Gleichgewicht, d. h. im harmonischen Zusammenspiel einzelner Muskeln

Beinheben aus der Rückenlage; ebenso Rumpfaufrichten, Klappmesser u. ä. – Gekräftigt werden weniger die Bauchmuskeln als der Hüftbeuger, der ohnehin zur Verkürzung neigt, was eine Hohlkreuzhaltung begünstigt.
Brücke, Beine hinter Kopf absenken; ebenso Bauchschaukel, Aushängen auf dem Rücken des Partners u. ä. – Die Wirbelgelenke im Lenden- bzw. Hals-Brustbereich werden extrem belastet.
Absitzen neben den Fersen; ebenso Hürdensitz, Entengang u. ä. – Überlastung des Bandapparates im Kniegelenk.

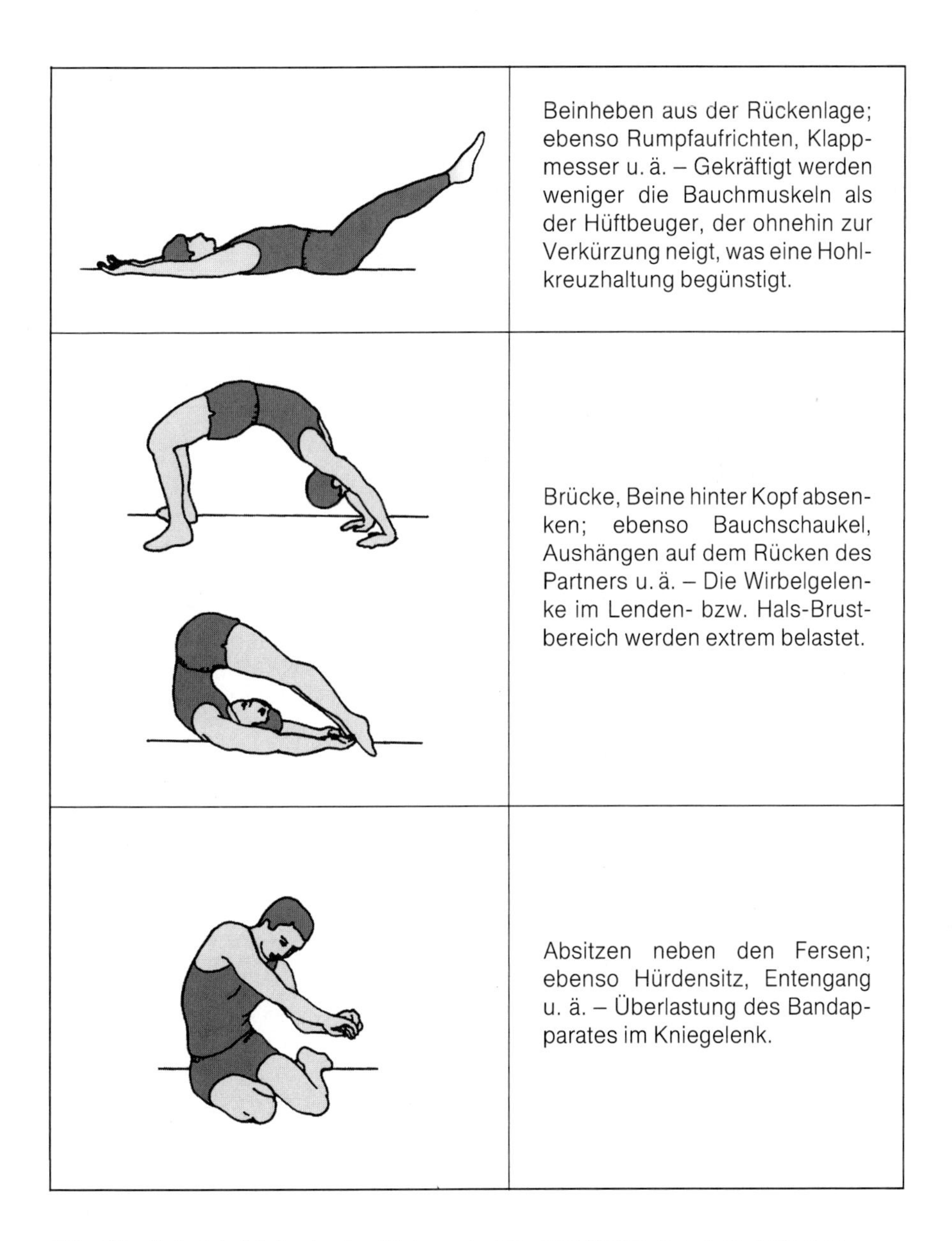

Abb. 62a: Beispiele häufig durchgeführter unfunktioneller Kräftigungs- bzw. Dehnungsübungen

Abschwächungen (Muskelinsuffizienzen) im Bereich der Fuß- und Wadenmuskulatur können zu Fehlbildungen des Fußskeletts führen. Zu unterscheiden sind:

1. Der Knickfuß
Hier ist das Fußgewölbe in der Längsrichtung abgeflacht, der Fuß wird dabei auf seinen inneren (medialen) Rand umgelegt. Dieser Zustand tritt jedoch nur bei Belastung (also beim Auftreten) auf und verschwindet sofort, wenn der Fuß nicht belastet ist. Kennzeichen des Knickfußes sind Schmerzen unter den Knöcheln und im Kniegelenk, da sich die gesamte Belastungsrichtung des Beines geändert hat. [...]

2. Der Senkfuß
Es handelt sich um das gleiche Erscheinungsbild wie beim Knickfuß, nur daß jetzt der Fuß auch nach Beendigung der Belastung in seiner Verbildung verbleibt. Das Fußgewölbe ist also permanent in seiner Längsrichtung eingesunken. Die Großzehe ist in »Spitzfußstellung« nicht mehr zu beugen, da die Sehnen der Sohlenmuskeln ohnehin bereits überdehnt sind [...]

3. Der Spreizfuß
Er entsteht durch das Einsinken des Quergewölbes zwischen Groß- und Kleinzehe, wobei sich die Zehen auseinanderspreizen. Es kommt zu Schmerzen und Hornschwielenbildung unter den Köpfchen des 2., 3. und 4. Mittelfußknochens.

4. Der Plattfuß
Hier sind Längs- und Quergewölbe eingebrochen. Da das Quergewölbe auch aktiv durch die Sehnen langer Muskeln (s. o.) verspannt wird, kommt es jetzt auch zu Schmerzen in der beteiligten Wadenmuskulatur.

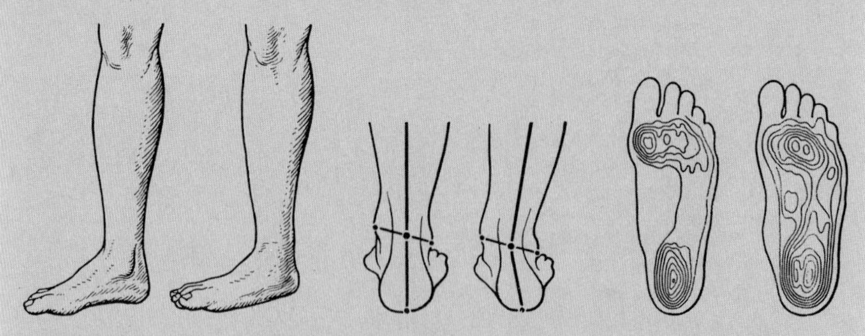

Abb. 63: Normale und abnormale Fußformen. Links: normaler Fuß. Daneben Knick-Senkfuß. Mitte: normaler Fuß und Knickfuß. Rechts: Abdrücke vom normalen Fuß und Senkfuß (Stellen gleichen Drucks durch Linien verbunden) (nach Mörike/Mergenthaler).

Die Ursachen dieser Fußverbildungen müssen sowohl in der erblichen Veranlagung, einer heute weit verbreiteten *Anlageschwäche*, als auch in einer durch Umwelteinflüsse erworbenen *Muskelschwäche* gesehen werden. Dabei spielen insbesondere die Schuhe eine entscheidende Rolle, die zu einer Verkümmerung der reichgegliederten Muskulatur führen muß. Tatsächlich kommt ein völlig normal gestalteter Fuß nach Benninghoff bei Menschen, die Schuhe tragen, heute kaum noch vor. Bereits die Strümpfe, vor allem aber spitze Schuhe drücken die Zehen zusammen. Da die Großzehe aus ihrer normalen Richtung gedrängt und nach außen (lateral, in Richtung auf die anderen Zehen zu) abgebogen wird, kann sie ihre Aufgabe als „Abrollorgan" beim Gehen nur noch unvollkommen erfüllen. Auch die Kleinzehe wird oft hochgedrängt, so daß die Zehen insgesamt in ihrer bedrängten Lage nur unvollkommen beim Abstoßen des Fußes vom Boden mithelfen können.[1] Noch weitaus stärker werden die Zehen natürlich durch die unnatürliche Stellung des Fußes in Schuhen mit hohen Absätzen zusammengepreßt! Die dadurch veränderte Schwerpunktlage des Körpers zwingt die Wirbelsäule zu einer stärkeren lordotischen Krümmung[2], so daß der Unterbauch hervortritt.

W. Kuhn 1979, S. 142–143

Erläuterungen:

1 Dieses Mithelfen beim Abstoßen des Fußes ist Aufgabe der Zehenbeuger, die in der Fußsohle liegen und das Fußgewölbe halten. Sie ziehen die Zehen in Richtung Fußsohle.

2 *Lordotische Krümmung:* Darunter versteht man eine Hohlkreuzbildung wie beim hohlrunden Rücken.

Ein weiterer Aspekt:

Etwa 70% aller Altersunfälle sind auf verminderte Geh-, Lauf- und Sprungfähigkeit, verbunden mit einer verschlechterten Bewegungskoordination, zurückzuführen (Weineck 1980, S. 369). Regelmäßige richtig dosierte körperliche Belastung trägt dazu bei, den Bewegungsapparat länger funktionstüchtig zu erhalten.

Aufgabe 83: *Wie sehen Sie das Verhältnis von Kraft, Schönheit und Gesundheit? Formulieren Sie einen eigenen Standpunkt, und gehen Sie dabei auch auf die Abbildungen auf S. 87 ein; z. B. unter folgenden Gesichtspunkten:*

- *Welche Bedürfnisse sollen durch die Werbeanzeige angesprochen werden?*
- *In welcher Hinsicht entspricht das Photo „Paar-Posing" Ihrem Schönheitsempfinden?*
- *Wie bewerten Sie das Aufkommen der zahlreichen Fitness-Studios?*

Aufgabe 84: *Moderne Lebensgewohnheiten sind vielfach Ursache für eine Beeinträchtigung der Funktionstüchtigkeit des Halte- und Stützapparates. Stellen Sie in Stichworten im Text angegebene Ursachen und ihre möglichen Folgen zusammen.*

Fügen Sie ggf. aus Ihrer Erfahrung weitere hinzu. Welche Muskelgruppen sind nach Ihrer Einschätzung zu kräftigen, um diesen Erscheinungen entgegenzuwirken? Schlagen Sie hierzu geeignete Übungen vor.
Aufgabe 85: *Im Hinblick auf die gesundheitliche Bedeutung des Sports wird gewöhnlich die Anregung von Herz-Kreislauf-Funktionen durch Ausdauerbelastung an erster Stelle genannt (vgl. Thema: Sport Bd. 11, S. 64 f.). Für wen bzw. unter welchen Voraussetzungen (z. B. Lebensalter, Lebensgewohnheiten) erscheinen Ihnen muskelkräftigende Übungen aus gesundheitlicher Sicht besonders bedeutsam?*
Aufgabe 86: *Grenzen sie mit Hilfe eines Lexikons oder entsprechender Literatur die Begriffe Fitness und Gesundheit gegeneinander ab. Welchen Unterschied sehen Sie darin, ob man Sport unter dem Zielaspekt der Gesundheit oder der Fitness betreibt?*

II. Gefahren hoher Kraftbeanspruchung und Möglichkeiten der Risikominderung

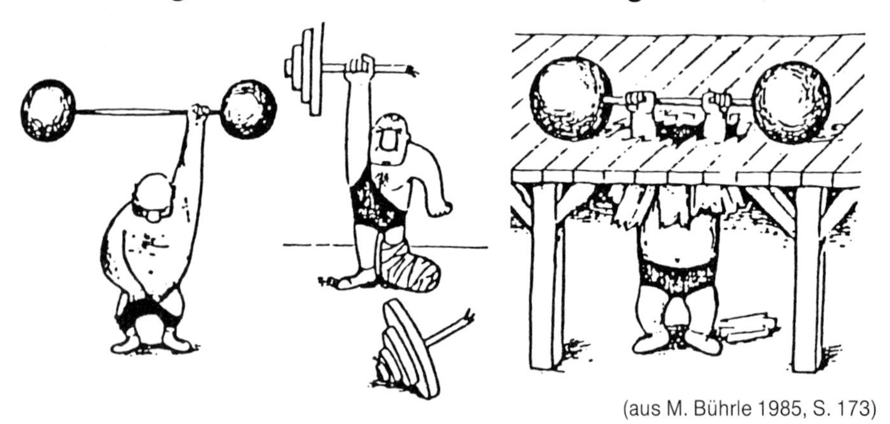

(aus M. Bührle 1985, S. 173)

▶ Sport fördert die Gesundheit! – Gewiß, aber er gefährdet sie auch, und zwar nicht unerheblich. Bis zu dreißigtausend Sportverletzte an manchem Wochenende in der Bundesrepublik erscheinen Experten nicht zu hoch geschätzt (Keller 1981). Darin ist natürlich alles enthalten, vom spektakulären Unfall bis zur harmlosen Prellung.

Hier soll nun nicht die breite Palette der Gefahrenmomente im Sport aufgefächert werden. Vielmehr sollen einige Hinweise auf besondere Risiken aufmerksam machen und Ihnen helfen, sie zu vermeiden. Unserem thematischen Rahmen entsprechend soll es dabei um Gefahren hoher Kraftbeanspruchung gehen.

1. Muskelverletzungen – eine ständige Bedrohung?

Muskelzerrung und Faserriß

So geschieht es:
Karl-Heinz Rummenigge zieht los: fünfter Gang. An der Strafraumgrenze schaltet er blitzartig herunter, schlägt drei Haken, durch eine Sperre tretender Füße, grätschender Beine. Er dreht, mit Muskeln wie Expandern, eine Pirouette links herum, eine Pirouette rechts herum, immer den Ball kurz am Fuß. Startet wieder durch – und fällt. Kein Foul. Kein Pfiff. Kein Elfmeter. Aber der Star liegt mit schmerzverzerrtem Gesicht am Boden. Spielunterbrechung.
Von der Trainerbank sprintet der Mannschaftsarzt quer über den Platz. Beugt sich über Rummenigge. Ein paar Griffe in die Muskulatur, ein paar kurze Fragen, ein Nicken. Alles klar: Zerrung. Aus.

Welcher Sportler hat sie nicht irgendwann selbst erlebt, diese so häufig auftretende Sportverletzung? Nicht nur beim Umgang mit schweren Gewichten, sondern eher noch bei explosiven, schnellkräftigen Bewegungen erwischt es einen. Dabei gehört sie zu den Verletzungen, denen man am besten vorbeugen kann.

Dr. Hans-Wilhelm Müller-Wohlfahrt, Sportorthopäde und Vereinsarzt des FC Bayern München meint dazu:

Ursachen und Vorbeugung
Wir sind davon überzeugt, daß Zerrungen sich weitgehend vermeiden lassen. Entscheidende Bedeutung kommt dabei der Aufwärmarbeit zu. Ein Fehler, der häufig zu beobachten ist: Viele Sportler machen sich im Trainingsanzug warm und ziehen ihn erst kurz vor dem Wettkampf aus. Dadurch empfindet die Haut – und damit die Muskulatur – einen zu großen Temperaturunterschied. Das ist falsch. Zwar sollte man mit dem Aufwärmen im Trainingsanzug beginnen, doch sobald die Haut feucht wird und sich die ersten Schweißtropfen bilden, zieht man den Anzug besser aus. Die Aufwärmarbeit muß unter Wettkampfbedingungen durchgeführt werden. Diese Überlegung trifft nicht für Kurzzeitsportarten, z. B. Sprint, zu.
Auch auf gleiche Boden-Verhältnisse achten! Wird Fußball auf dem Rasen gespielt, soll sich der Spieler eben auf Rasen aufwärmen – und nicht auf einem Hartplatz. Sonst müssen sich die Muskeln auf den neuen Boden einstellen. In dieser Umgewöhnungsphase erhöht sich die Gefahr von Zerrungen enorm.
Entscheidend im Rahmen der Wettkampfvorbereitungen sind eine umfassende Gymnastik und das ausgiebige Dehnen sämtlicher im Spiel beanspruchten Muskeln.
Weiter vertreten wir die Meinung, daß bei milden, warmen Temperaturen im Sommer die Gefahr von Muskelverletzungen größer ist als bei kaltem Wetter oder im

Winter. Auf den ersten Blick erscheint diese Behauptung paradox. Schließlich paukt jeder Trainer seinen Schützlingen ein: Je kälter der Winter, desto wichtiger das Aufwärmen.
Die erhöhte Zerrungsanfälligkeit läßt sich folgendermaßen erklären: Wenn es warm ist, schwitzt man leichter und verliert dadurch wichtige Mineralsalze. Gerade sie aber sind für die Muskelfunktion und die Gesunderhaltung des Muskels wichtig! Es empfiehlt sich deshalb, rund drei Stunden vor dem Spiel oder Sport eine gut gewürzte Suppe (Bouillon oder Tomatensuppe) zu essen. [...] [vgl. Bd. 11 Kap. C. 2. „Muskelkrampf"]
Eine weitere Ursache für Zerrungen ist der schlechte Allgemein- oder Trainingszustand. Wer nicht fit antritt, wird schneller verletzt. Auch eine Schwächung des Körpers durch eine Grippe oder vereiterte Zahnwurzel, Nebenhöhlen oder Mandeln könne die Entstehung einer Zerrung begünstigen.
Noch eine mögliche Ursache: die falsche Schuhwahl!
Wir empfehlen, beispielsweise im Fußballtraining mit Nockenschuhen zu spielen. Dadurch belastet man Gelenke, Sehnen und Muskeln weit weniger als mit Stollenschuhen. Entsprechendes gilt für andere Sportarten.

Symptome

Woran erkennt man eine Zerrung? Fußballnationalspieler Paul Breitner hat das Gefühl einmal so umschrieben: „Es ist ein kühler Schmerz, wie wenn kalte Luft in den betroffenen Muskel eingesogen würde." Eine Zerrung macht sich – im Unterschied zum Faserriß – langsam bemerkbar. Es tritt ein Unbehagen im Muskel auf, zunächst ohne Bewegungseinschränkung. Zuerst scheint die Sache harmlos zu sein: Ein Ziehen, ein Spannungsgefühl, schließlich ein zunehmender, krampfartiger Schmerz. Je länger der Muskel weiter belastet wird, desto ausgeprägter wird die Zerrung. Schließlich glaubt man, eine Kralle würde den Muskel umfassen, der Muskel sich verkürzen. Den Sportler befällt Angst, es könne etwas reißen. Fast jeder, der sich einen Muskel gezerrt hat, verhält sich automatisch gleich: Er schüttelt den Muskel, schüttelt, wie man so schön sagt, das Bein aus. Nur: Der Effekt ist gleich Null, es ergibt sich keine „Lockerung". Eine andere Reaktion dagegen hilft: Wenn der Verletzte den Muskel dehnt.

Sofortmaßnahmen

Durch Dehnen kann viel erreicht werden. Dabei gibt es unterschiedliche Techniken, je nachdem, wo die Zerrung auftritt. Wenn die vordere Oberschenkelmuskulatur schmerzt, hilft folgende Übung: Man zieht den Unterschenkel sekundenlang (ca. 15 Sek.) – und nicht nur kurz wippend! – nach hinten, bis die Ferse das Gesäß berührt. Oder man kniet sich hin, setzt sich mit dem Gesäß auf die Ferse und biegt den Oberkörper nach hinten.

Die ideale Dehnübung bei einer Zerrung an der Rückseite des Oberschenkels sieht so aus: Man setzt sich mit ausgestreckten Beinen auf den Boden und beugt den Oberkörper so weit nach vorne, daß die Hände am Schienbein möglichst weit in Richtung Fuß entlanggleiten.
Auch für Wadenzerrungen gibt es das richtige Mittel: In diesem Fall hilft ein Ausfallschritt des verletzten Beines nach hinten und der Versuch, die Ferse über ca. 15 Sekunden auf den Boden zu drücken.
Einfach, aber wirkungsvoll! Kühlen mit Natureisabreibung – über 20 Minuten!
Wird eine Zerrung im frühesten Anfangsstadium erkannt und – wie oben angegeben – behandelt, ist ein Fortsetzen der Sportausübung möglich, allerdings nur, wenn keinerlei Schmerzen mehr auftreten.
Andernfalls soll in der Kabine sofort die Weiterbehandlung mit erneutem Kühlen und Dehnen erfolgen. Diese Behandlungsmethode unbedingt auch in den nächsten Tagen fortführen! Dagegen haben Massagen bei einer frischen Zerrung kaum einen Besserungseffekt und sollten nur von einem erfahrenen Fachmann durchgeführt werden.
Ein Fehler, der oft gemacht wird: Statt mit Kälte wird die Zerrung mit Wärme behandelt, wie z. B. mit wärmender Salbe, Gels oder Liniments. Ein weit verbreiteter Unsinn!
Wärme hilft in dieser Form nicht – während Kälte dämpfend und detonisierend[1] wirkt.

Erläuterung:
1 *detonisierend:* entspannend, den Muskeltonus vermindernd

Weitere Behandlung
Täglich erneutes Dehnen wie unter Sofortmaßnahmen beschrieben. Bereits am nächsten Tag kann der Verletzte mit einem leichten Lauftraining beginnen. Er muß selbst die Übungsintensität nach eigenem Empfinden bestimmen. Wichtig: Nie an die Schmerzgrenze herangehen!
Zur Beschleunigung des Heilprozesses werden Salbenverbände mit Spolera-Salbe und/oder Chomelanum-Salbe und Enelbin-Paste empfohlen, nach 24 Stunden ein Salbenverband mit Sportu Pac Salbe und Enelbin-Paste. Wenn eine Zerrung in dieser Weise behandelt wird, kann nach drei bis fünf Tagen wieder voll belastet werden.

H.-W. Müller-Wohlfahrt u. a. 1984, S. 8 u. 12ff.

Viele Sportmediziner sehen Muskelzerrung und Muskelfaserriß als gleichartige Verletzungen an, da nämlich der Unterschied im wesentlichen darin besteht, daß im ersten Falle nur einzelne Fibrillen, im zweiten dagegen eine ganze Faser zerrissen ist. Wegen einiger Besonderheiten, die vor allem für die Behandlung von Bedeutung sind, kommen andere Sportärzte zu der folgenden Einschätzung:

Zerrung und Faserriß – ein großer Unterschied
Nach unserer Auffassung sind Zerrung und Faserriß zwei grundsätzlich verschiedene Verletzungen! Bei der Zerrung handelt es sich um eine Gefügestörung und damit Funktionsstörung des Muskels. Im Gegensatz zum Faserriß sind Fasern jedoch nicht gerissen. Da beim Faserriß eine Rißstelle zusammenwachsen, d. h. vernarben muß, dauert die Behandlung entsprechend deutlich länger.

Ursachen und Vorbeugung
Muskelfaserrisse entstehen meistens bei Extrembelastungen – vor allem dann, wenn der Muskel übermüdet und übersäuert ist. Als Ursache gelten ähnliche Gründe wie für Zerrungen: schlechte Aufwärmarbeit, ungenügende Vordehnungen des Muskels, zu hoher Mineralverlust durch starkes Schwitzen oder ein schlechter körperlicher Zustand. Die Vorbeugemaßnahmen sind bereits unter dem Stichwort Zerrung aufgeführt.

Symptome
Woran erkennt man einen Muskelfaserriß? Der Schmerz tritt spontan auf, ist stechend, vergleichbar mit einem Messer- oder Nadelstich. Der Schmerz ist heftiger als bei der Zerrung. In der Regel ist eine weitere Belastung unmöglich.

Sofortmaßnahmen
Im Gegensatz zu einer Zerrung entsteht beim Faserriß eine Blutung. Darum muß sofort ein naßkalter Druckverband angelegt und die verletzte Muskulatur großflächig gekühlt werden.
Die Erstmaßnahme sollte also sein: Eine Binde (z. B. Idealbinde) mit Eiswasser tränken und diese fest anwickeln.
Am Beispiel eines Muskelfaserrisses an der Oberschenkelmuskulatur wird das folgendermaßen durchgeführt: Eine elastische Binde (z. B. Idealbinde 10 cm breit) wird mit kaltem Wasser oder Eiswasser durchtränkt und unter starkem Zug großflächig über die schmerzhafte verletzte Stelle gewickelt. Hat man einen Schwamm oder ein Stück Schaumgummi (z. B. Artifoam, Komprex) zur Hand, wird dieser ebenfalls naß oder mit „Spolera flüssig" getränkt auf die verletzte Stelle gewickelt. Dadurch erhöht sich der Druck an der Einrißstelle, und die Blutung in der Muskulatur wird schneller gestillt. Dieser erste kühlende Druckverband wird nach jeder halben Stunde erneuert und bleibt insgesamt 2–3 Stunden angelegt. Es ist empfehlenswert, zusätzlich einen Eisbeutel über dem Verband anzubringen.
Selbst beim Duschen sollte der Druckverband belassen werden, da sonst eine erneute Blutung einsetzen kann.
Danach wird für die nächsten 24 Stunden ein kühlender Salbenverband mit Spolera-Salbe und/oder Chomelanum-Salbe und Enelbin-Paste angelegt.

Weitere Behandlung

Danach sollte ein Sportarzt aufgesucht werden, der die weitere gezielte Behandlung vornimmt.

Als unterstützende Maßnahme empfehlen wir: Wobenzym-Dragees (Dosierung 2 × 10 Drg. täglich).

Der Arzt allein entscheidet über die Wiederaufnahme des Trainings.

Nach unseren Erfahrungen ist das frühestens nach einer Woche möglich. Dabei steht am Anfang ein leichtes Lauftraining auf dem Programm, das langsam gesteigert werden kann. Dazu empfehlen wir ein äußerst vorsichtiges Krafttraining, um den Muskel wieder aufzubauen. Auch hier gilt selbstverständlich: Vorsichtig an die Schmerzgrenze herangehen, aber keinen Schmerz aufkommen lassen.

Noch ein Hinweis für Fußballspieler: Mit dem Balltraining erst wieder beginnen, wenn die Verletzung ausgeheilt ist, d. h. Steigerungsläufe und Sprints keine Beschwerden verursachen.

H.-W. Müller-Wohlfahrt 1984, S. 15ff.

Muskelhärten

Neben den Zerrungen und Ein- bzw. Durchrissen der Muskulatur kommt es bei Sportlern verhältnismäßig häufig zu schmerzhaften Muskelhärten (Myogelosen). Sie stellen unnatürliche Quellungszustände der Muskulatur dar. Sie können beim Laufen und Springen so plötzlich auftreten, daß sie einen Muskelriß vortäuschen und die Sportler vom Platz getragen werden müssen. Doch schon in kurzer Zeit, eventuell schon nach wenigen Stunden, gehen die Beschwerden wieder zurück, so daß der Sportler am selben Tage wieder starten kann. Fehlende Lückenbildung, nicht sichtbare Blutungen, Zurückgehen der Schmerzen unter Hitze und Massage sprechen für eine Muskelhärte und gegen einen Riß. Bei den Muskelhärten ist zu unterscheiden zwischen den *Gelosen*, die mit einer Stoffwechselschädigung der Zellen [. . .] einhergehen, und dem *Hartspann*, der eine reflektorisch ausgelöste Muskelhärte darstellt. [. . .] Dabei spielt die mangelhafte psychische Entspannung für das Zustandekommen derartiger Gelosen eine Rolle. [. . .] Neuropsychologische Untersuchungen haben weitgehende Korrelationen zwischen Emotion und Muskelspannung bestätigt. Die Affektspannung[1] führt zur Muskelkontraktur, und diese löst wieder den Schmerz aus.

Im Sport fällt es immer wieder auf, daß sich nicht der Sieger, sondern meistens der Unterlegene eine Verletzung zuzieht oder durch einen Sturz im Ziel demonstriert, wie sehr er sich verausgabt hat. Hysterische Zusammenbrüche bei unerwartet geschlagenen Spitzensportlern sind keine Seltenheit. [. . .]

Erläuterung:

1 *Affektspannung*: Anspannung infolge Gefühlserregung

> Bei der *Behandlung* muß man unterscheiden zwischen der Gelose und dem Hartspann. Während für die Gelosen [. . .] eine harte durchgreifende Massage, wie sie vor allem durch die Finnen bekannt geworden ist, empfohlen wird, verlangt der Hartspann, der sich meistens als reflektorische Zone um eine Gelose herum gebildet hat, leichte, einfühlende Massagen mit Dehn- und Schüttelübungen. Auch Unterwassermassagen haben sich bewährt. Bei der ärztlichen Behandlung spielt vor allem das Aufquellen des Gewebes mit einer Novocain-Honiglösung (Myomelcain) und die Anwendung von Wärme in Form von elektrophysikalischer Therapie eine große Rolle.
>
> F. Heiß 1977, S. 15f.

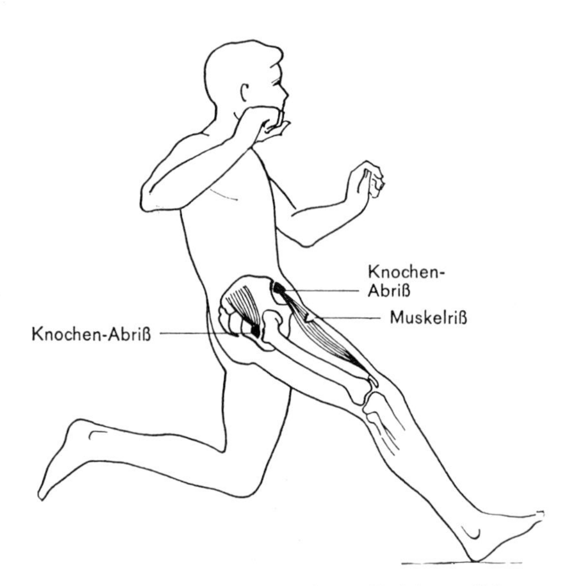

Abb. 64: Abriß von Sehnen-Knochenansätzen vorwiegend bei Jugendlichen.
(F. Heiß 1977, S. 23)

Sehnenverletzungen

Sehnenverletzungen infolge Überlastung sind weniger zu befürchten. Eine gesunde Sehne hält nämlich einer außerordentlich großen Zugbeanspruchung stand. Bei plötzlichen Höchstbelastungen, insbesondere nach unzureichendem Aufwärmen, kann es dennoch geschehen: Es kommt auch vor, daß der Sehnenansatz mitsamt einem Stückchen Knochengewebe abreißt. Da der Knochen während der Wachstumsphase eine geringere Festigkeit besitzt, sind Jugendliche von diesem sogenannten Knochenabriß eher betroffen als Erwachsene (Abb. 64).

Eine größere Rißgefahr besteht bei einer bereits vorgeschädigten Sehne, z. B. nach einer starken Prellung durch einen Tritt, durch Laufen auf harten Böden oder aufgrund einer Entzündung, z. B. infolge eines ständig drückenden Schuhrandes. Eine volle Belastung sollte man der Sehne deshalb erst dann wieder zumuten, wenn das ohne Schmerzen erfolgen kann. Zerrungen, d. h. Überdehnungen der Sehnen, die auch durch chronische Überlastung entstehen können, sind kaum oder gar nicht wahrnehmbar. Sie äußern sich oft nur bei erster Belastung nach längerer Ruhepause, z. B. bei den ersten Schritten nach dem Aufstehen am Morgen. Eine solche, oft kaum beachtete Verletzung, die aufgrund der schlechten Durchblutung von Sehnengewebe nur langsam ausheilt, kann also schwerwiegende Folgen haben. Entzündungen im Sehnenbereich lassen sich mit kühlenden Salbenverbänden, wie sie auch bei Muskelzerrungen Anwendung finden, behandeln. Bei einem Sehnenriß ist eine absolute Ruhigstellung von mindestens sechs Wochen erforderlich. Bei großen Sehnen, wie der Achillessehne, ist eine Operation nicht zu vermeiden.

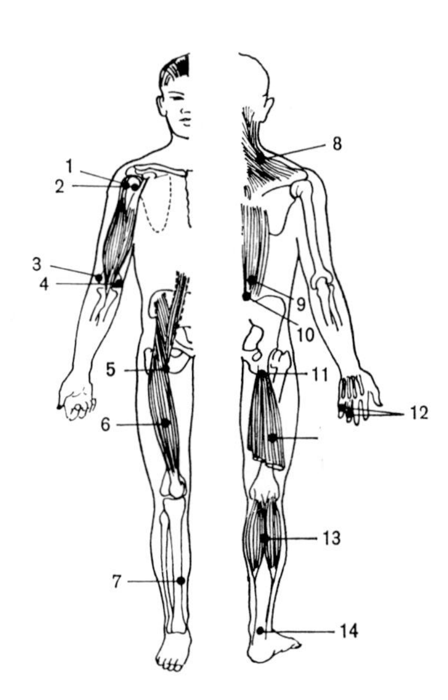

Abb. 65: Häufige Muskel- und Sehnenverletzungen beim Sport.
Von vorn: 1 Abriß der langen Bizepssehne, 2 Zerrung der Schulterblattmuskeln, 3 Tennisellbogen,[1] 4 Werferellbogen, 5 Zerrung des Lenden-Darmbein-Muskelansatzes, 6 Einriß am Quadrizeps, 7 Knochenhautreizung nach Überanstrengung am Schienbein.
Von hinten: 8 Muskelhärten in den Nackenmuskeln, 9 Muskelhärten im langen Rückenstrecker, 10 Prellung der Dornfortsätze bei Wasserspringern, 11 Zerrung der Beugemuskeln am Oberschenkel, 12 Strecksehnenabriß an den Fingern, 13 Einriß der Wadenmuskeln, 14 Achillessehnenriß.
(F. Heiß 1977, S. 13)

Erläuterung:

1 *Tennis- bzw. Werferellenbogen:* Knochenwucherungen bzw. Abnutzungen im Ellenbogengelenk infolge chronischer Überlastung, die in Zusammenhang mit einer schlechten Technik auftreten.

P E C H – Faustregel zur Ersten Hilfe bei Sportverletzungen:

P wie Pause – Sofort mit der Belastung aussetzen.

E wie Eis – Die verletzte Stelle sofort großflächig kühlen, mit kaltem Wasser oder Eisstückchen, für ca. 20 Minuten.

C wie Compression – Druckverband anlegen, dabei Blutstau vermeiden.

H wie Hochlagern – So wird der Blutrückstrom aus der verletzten Region gefördert.

Aufgabe 87: *Erstellen Sie eine Liste von Voraussetzungen, unter denen Muskelverletzungen besonders leicht auftreten. Begründen Sie zu jedem einzelnen Punkt Konsequenzen, die sich für einen Sportler in Training und Wettkampf daraus ergeben.*
Aufgabe 88: In der Abb. 65 sind häufige Muskel- und Sehnenverletzungen beim Sport gekennzeichnet. Stellen Sie typische Situationen in verschiedenen Sportarten zusammen, in denen die in der Abbildung markierten Stellen besonders gefährdet sind.
Aufgabe 89: *Erstellen Sie nach den Angaben im Text eine Tabelle nach folgendem Schema:*

Verletzung	*häufige Ursachen*	*Vorbeugung*	*Symptome*	*Sofortmaßnahmen*
(z. B.) Muskelzerrung	*plötzliche explosive Belastung*			

2. Worauf ist beim Training mit schweren Gewichten zu achten?

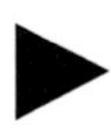

Bei der Untersuchung einer größeren Zahl von Gewichthebern in einem der bundesdeutschen sportmedizinischen Zentren wurde bei nahezu jedem dritten eine Verschiebung der Wirbelsäule festgestellt. Von siebzig Gewichthebern, die in Östereich untersucht wurden, klagten fünfundzwanzig über ständige Schmerzen im Knie, vierzehn über Schmerzen im Ellenbogen, acht über Schmerzen im Handgelenk. Außerdem kommt die Warnung „Heb' Dir keinen Bruch“, die schon zur Redensart geworden ist, nicht von ungefähr.

Gewiß besteht ein Unterschied zwischen den extremen Trainingsbelastungen eines Gewichthebers und der Beanspruchung, der Sie Ihre Muskeln und Gelenke im Training aussetzen. Andererseits ist aber der noch nicht vollständig ausgereifte Stützapparat bei Jugendlichen, selbst wenn das Längenwachstum schon abgeschlossen ist, durch hohe Gewichtsbelastung besonders gefährdet. Um Verletzungen oder gar dauerhafte Schäden zu vermeiden, sollte man die wesentlichen Gefahrenmomente kennen und Verhaltensregeln beachten, die sich daraus ergeben.
Mit dem Bruch, von dem eben die Rede war, ist natürlich kein Knochenbruch, sondern ein Muskelbruch gemeint. Darunter versteht man eine Perforation der Bauchwand. In der flachen Bauchmuskulatur können durch den hohen Preßdruck, der entsteht, wenn man mit angehaltenem Atem schwere Gewichte hebt, Lücken aufreißen. Deshalb ist darauf zu achten, daß während des Hebens die Luft nicht angehalten, sondern ausgeatmet wird. Außerdem sollte man schwere Gewichte nicht verwenden, bevor die Bauchmuskulatur durch vorbereitende Übungen hinreichend gekräftigt wurde. Eine weitere unangenehme Wirkung eines hohen Preßdruckes ist die, daß er den venösen Rückstrom des Blutes ins Herz beeinträchtigt (vgl. Bd. 11, S. 54). Die Folge kann eine Sauerstoffunterversorgung des Gehirns sein, die wiederum zum Kollaps führen kann.

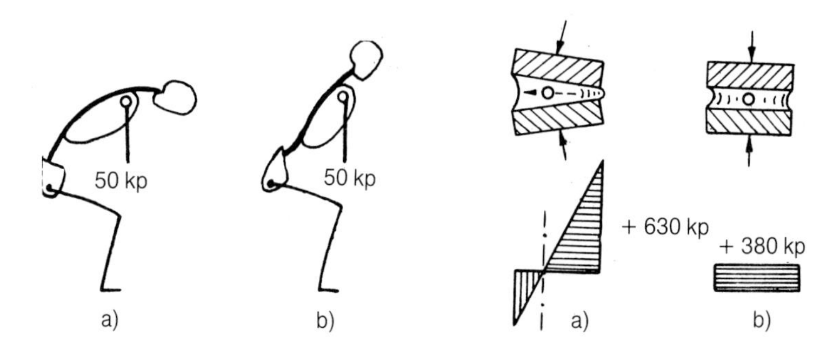

Abb. 67: Körperlage und Belastung der Zwischenwirbelscheiben beim Heben von 50 kp
a) falsche Technik (Rundrücken) b) richtige Technik
(Die Überbelastung beträgt 630 kp bzw. 380 kp [nach Frey, 1959]) (V. M. Zaciorskij 1977, S. 38)

Größer als die Gefahr eines Bruches ist die einer Schädigung der Wirbelsäule, vor allem bei einer falschen Hebetechnik. Allein schon durch das Gewicht des vorgeneigten Oberkörpers können aufgrund der vorliegenden Hebelverhältnisse die Lendenwirbel mit einer Kraft von mehr als 300 kp auf die Bandscheibe drücken. Wird beim

Anheben einer Last der Rücken auch noch gebogen, kommt es durch ungleiche Druckverteilung zu einer enormen Belastung des Bandscheibenknorpels, der dabei geschädigt oder verschoben werden kann (Abb. 67).

Ständige hohe Belastungen können auch in einigen Gelenken, vor allem im Knie-, Ellenbogen- und Handgelenk, zu schmerzhaften Verschleißerscheinungen führen.

Wer beim Krafttraining die folgenden Regeln beachtet, kann Gefahren weitgehend vermeiden.

9 Regeln zur Vermeidung von Verletzungen beim Krafttraining:

1. Dosiere anfangs jede für den Organismus neue Kraftübung vorsichtig! Kraftübungen mit schwerem Gerät verlangen eine entsprechende Beherrschung der Technik. Darum muß der Bewegungsablauf erst mit geringeren Lasten erlernt werden, bevor man allmählich zu trainingsintensiven Zusatzlasten übergeht.
2. Schmerzen in der Muskulatur während des Übens können auf einen beginnenden Muskelfaserriß hindeuten. Beende daher die sich verursachende Übung!
3. Die Beinstrecker lassen sich nicht nur durch Tiefkniebeugen kräftigen, was bei allzu häufiger Anwendung zu Meniskus oder Bänderverletzungen führen kann. Benutze darum auch die in der Abb. 68 gezeigten Kraftübungen sowie die halbe oder dreiviertel Kniebeuge, die für fast alle Absprünge wettkampfspezifisch ist!
4. Schütze Fußgelenk und -gewölbe beim Heben großer Lasten durch einwandfreies, festes Schuhwerk!
5. Ein Stechen im Handgelenk und Unterarm deutet auf Überforderung hin. Entlaste darum das Handgelenk durch veränderte Griffhaltung!
6. Schone das Ellenbogengelenk, wenn möglich, durch variationsreiche Übungsausführung (Abb. 69)!
7. Halte die Wirbelsäule bei allen sie belastenden Übungen gerade!!!
8. Vermeide zu häufige Wirbelsäulenbelastungen in einer Trainingseinheit, entlaste die Wirbelsäule durch Übungen im Liegen (Bankdrücken, Bankziehen u. a)!
9. Vermeide Preßatmung!

nach D. Harre 1973, S. 144f.

Abb. 68: Beispielübungen für die Beinstrecker und -beuger zur Vermeidung von Kniegelenkschäden

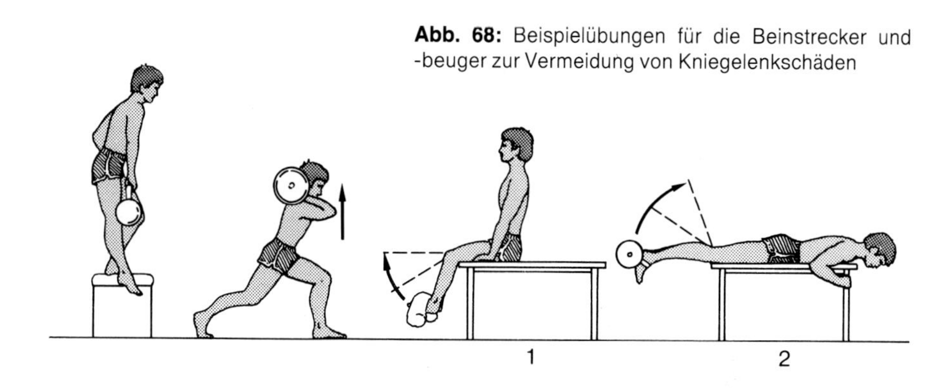

Abb. 69: Beispielübungen für die Schultergürtel- und Schultergelenkmuskulatur mit belastetem (1) und entlastetem (2) Ellbogengelenk

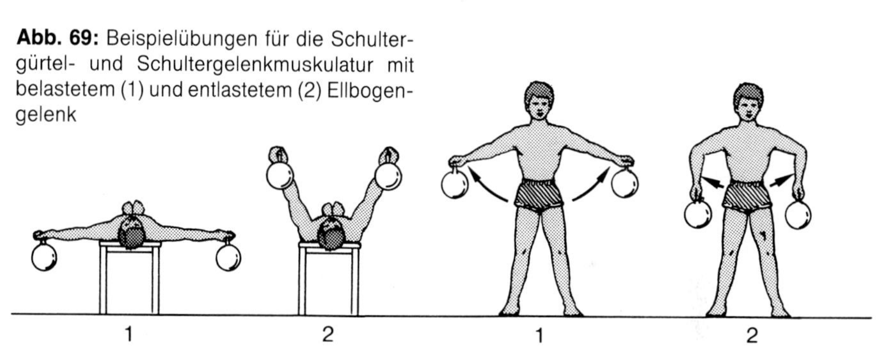

(nach D. Harre 1973, S. 144f)

Aufgabe 93: *Aus der Physik kennen Sie das Hebelgesetz:*

Kraftarm × Kraft = Lastarm × Last.

(vgl. Aufg. 13, S. 27)

Erläutern Sie an Hand der Abb. 67 unter Anwendung dieses Gesetzes die Notwendigkeit einer richtigen Hebetechnik, um Wirbelsäulenschäden zu vermeiden.

Aufgabe 94: *Erstellen Sie nach den Angaben im Text eine Tabelle nach folgendem Schema:*

Ort und Art der Gefährung	Gefahrenquelle, mögl. Fehlverhalt.	biologische Erklärung d. Risikos	empfohlenes Verhalten
z. B.: Bruch in der Bauchmuskulatur	Anhalten u. Pressen d. Atems während d. Krafteinsatzes	hoher Preßdruck gegen die Bauchwand	Ausatmen während des Krafteinsatzes

III. Die Kraftpille – Wirkung und Nebenwirkung des Anabolika-Dopings

Kugelstoßer Ralph Reichenbach: Athlet im Zwiespalt
Verzicht auf Anabolika heißt nicht Leistungsverzicht

BERLIN (dpa). Er zählt zu den Verdächtigten: Ralph Reichenbach, zwei Meter groß, Wettkampfgewicht 135 Kilo, Kugelstoßer. Bestleistung 20,80 Meter. Verdächtigt des unehrlichen Wettkampfs durch Einnahme von Anabolika. Am Anfang des Gesprächs steht das Geständnis: „Ich habe Anabolika genommen." 1972 sei das gewesen, erzählt Reichenbach. Da habe er die Kugel gut zwanzigeinhalb Meter weit gestoßen. Aber als er zwei Jahre darauf mit 20,80 Meter deutschen Rekord stieß, da habe er Anabolika längst wieder abgesetzt. „Und kein Mensch glaubt mir das heute", sagt er.

Das sind die Sorgen der Athleten wie Reichenbach: „Wir sind verunsichert. Ist es nun gesundheitsschädigend oder nicht? Das ist alles, was mich im Augenblick interessiert", sagt der Kugelstoßhüne. Psychische Nebenwirkungen habe er damals nie verspürt. Der zweite dunkle Punkt: die schönste Leistung macht keinen Spaß mehr, wenn sie in der Öffentlichkeit als mit Hilfe medizinischer Präparate erschlichen hingestellt wird. „Nee", sagt Ralph Reichenbach, „man traut sich ja manchmal kaum noch zu sagen, daß man Kugelstoßer ist."

Die Anabolika-Droge, glaubt Reichenbach, bringe mehr Humanität in den inhumanen Leistungssport. Denn sie gestattet den Athleten: Verzicht auf kolossale Körperausmaße (jedenfalls beim männlichen Athleten, von dem hier die Rede ist); Verzicht auf magen-darm- und kreislaufbeschwerende Freßkuren; Reduzierung seines Trainings, im Falle Reichenbach um 30 Prozent, von 6 auf 4 Stunden täglich.

FAZ/dpa in P. Lotz 1977, S. 93

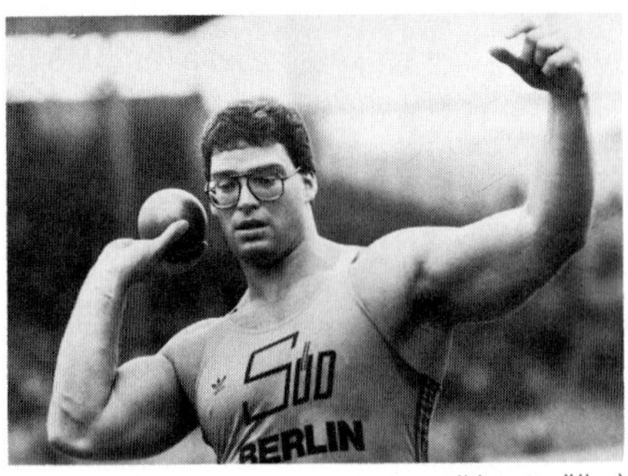

(Horstmüller)

Schwimmerinnen: Mit Hormonen „maßgeschneidert"?

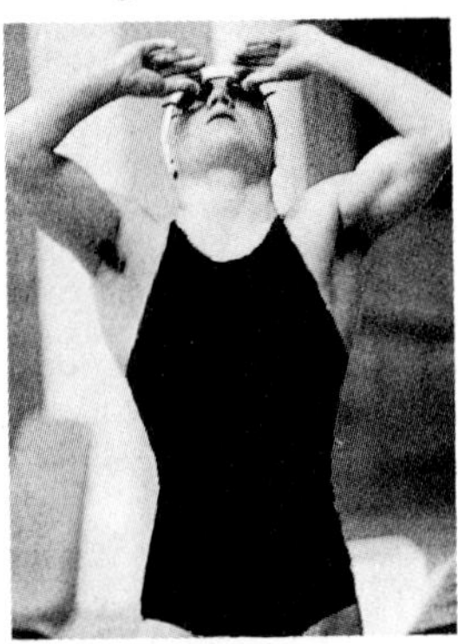

Auffallend bei Schwimmerinnen wie Petra Schneider: breite Schultern, schmale Hüften und tiefe Stimmen. Ihr Trainer, darauf angesprochen: „Sie sollen ja auch nicht singen, sondern schwimmen"

Was sind eigentlich Anabolika, und wie wirken sie?

Diese Anabolika (bekanntester Markenname: Dianabol) sind künstlich hergestellte Hormone. Sie wurden zuerst ausschließlich in der Humanmedizin angewandt, bei Untergewicht und Appetitlosigkeit, nach schweren Operationen, bei Blutarmut, bei chronischen Leber- und Nierenerkrankungen und bei schlecht gedeihenden Säuglingen.
Diese Hormone gelangen direkt in die Blutbahn [wo sie etwa zwei Wochen lang nachweisbar sind].
Dort greifen sie primär in die Stoffwechselvorgänge ein und fördern die Eiweißbildung in der Muskulatur. Bei gleichzeitigem Training schwillt dem Sportler zusehends der Bizeps, er gewinnt an Gewicht und Kraft. Zwei bis zehn Prozent an Leistungssteigerung, so schätzen Sportmediziner, bringt die Muskelpille. In der Weltspitze, wo es um wenige Zentimeter (bei den Leichtathleten) oder um wenige Gramm (bei den Gewichthebern) geht, ein enormer Vorteil.
Der amerikanische Hammerwerfer Al Conolly soll als einer der ersten in den fünfziger Jahren zu Anabolika gegriffen haben. Er wurde Olympiasieger. Und die Kunde von der Wunderpille verbreitete sich wie ein Lauffeuer unter den Athleten aus Ost und West [...]
Die Wirkungsweise der Hormonpille schilderte zu seiner Aktivenzeit Hammerwerfer und Film-Siegfried Uwe Beyer. „Ich habe sofort die Wirkung der Anabolika gemerkt. Die Eßgewohnheiten ändern sich, ich hatte riesengroßen Appetit. Plötzlich wog ich 120 Kilo, mein Normalgewicht liegt bei 107. Ich erlebte einen sprunghaften Anstieg der Kraftleistungen. Beim Training wurde ich einfach nicht mehr müde. Immer hätte ich Bäume ausreißen können." Als Beyer die Anabolika absetzte, wurde er lustlos und depressiv. „Ja, es ging hin bis zu Hoffnungslosigkeit und Resignation." [...]

Über die Wirkung der Wunderpille wissen sie alle Bescheid, ob sie aber auch über die Neben- und Nachwirkungen aufgeklärt wurden? Wer Anabolika nimmt, muß mit Leber- und Nierenschäden und mit Ödembildungen[1] rechnen. Nach einer anfänglichen Potenzsteigerung versiegt bei den Männern die Hodenfunktion völlig. Frauen und Mädchen müssen sich mit Klitorisveränderungen, Bartwuchs und knarrendem Baß abfinden. Und die Damen werden sich bis ans Ende ihrer Tage rasieren müssen, und ihren „Quackfroschbaß" werden sie auch nicht mehr los. Diese unangenehmen Folgeerscheinungen [sind irreparabel[2].]

aus H. Bienk, in „P.M-Magazin" 9/1981, S. 30ff.

Erläuterungen

1 *Ödembildung:* Anschwellen des Gewebes durch erhöhten Wassergehalt.
2 *irreparabel:* nicht rückgängig zu machen

„Die in jüngster Zeit feststellbare Zunahme von Lebertumoren . . . bei Individuen beiderlei Geschlechts nach Einnahme von anabolen[1] androgenen Steroiden[2] ist ein Phänomen, das äußerste Vorsicht verlangt." (S. Goldfarb, Prof. Dr. Madison, USA; Cancer Research 1976.)

„Bei der breiten klinischen Anwendung von androgenen-anabolen Steroiden, besonders im Hinblick auf ihren Einsatz bei Athleten, müssen dringend weitere Untersuchungen gefordert werden, um den Zusammenhang zwischen dieser Stoffklasse und Leberkrebs aufzuklären." (Prof. F. L. Johnson und sechs weitere Mitarbeiter, USA, Lancet, 1972.)

„Wir berichten von drei Fällen von Lebertumoren bei jungen Männern, die androgene-anabole Steroide aus anderen Gründen als zur Behandlung von schweren Anämien genommen haben . . . Diese Fälle verstärken die Beweise, daß die Zuführung von androgenen-anabolen Hormonen Lebertumore hervorrufen kann . . . Die Anwendung dieser Mittel sollte daher auf ernste Krankheiten beschränkt werden." (Prof. G. C. Farrel und fünf Mitarbeiter, Australien, Lancet 1975.)

„Anabole Steroid-Hormone können eine Reihe von Störungen in der Leber von Mensch und Tier hervorrufen . . . Zu diesen verschiedenen Effekten, die man anabolen Hormonen zuschreibt, muß man nun auch Tumorbildung hinzurechnen." (Leitartikel der Zeitschrift Lancet 1973.)

„Wenn nicht ausdrücklich von der Verabreichung dieser Anabolika an gesunde Personen abgeraten wird, dann dauert es vielleicht wirklich nicht mehr lange, bis wirklich durch das Auftreten einer drastischen Schädigung bei einem normalen Sportler die anderen Sportler (endlich) davon abgehalten werden!" (Prof. F. L. Johnson, USA, in einem Sammelwerk über Leberkrebs, 1976).

„Bei Verabreichung von täglich 15 mg eines Anabolikums an finnische Athleten sank der Testosteron-Gehalt (männliches Geschlechtshormon) im Blutplasma um 69 %, der Gehalt an zwei anderen Geschlechtshormonen um je 50 %." (Prof. H. Adlercreutz und P. Holma, Acta Endocrinologica, 1976.)

„Dianabol verursachte viele Nebeneffekte, und drei Athleten mußten deswegen das Mittel absetzen." (Dr. D. L. Freed und Mitarbeiter, England, 1975, Br. Medical Journal.)

„Schädigungen bzw. Funktionsstörungen (der Leber) wurden bei 31 Sportlern (einer Zufallsprobe von 57, die Anabolika genommen hatten) sowie drei Gewichthebern der Testserie . . . beobachtet. Nach Absetzen . . . bildeten sich die pathologischen, biochemischen Befunde wieder zurück, so daß es sich wahrscheinlich um eine reversible Funktionsstörung der Leber gehandelt hat." (Prof. Keul und zwei Mitarbeiter, Freiburg i. Br., Medizinische Klinik, 1976.)

„Längerdauernde Cholestase (nach Anabolika beobachtete Leberfunktionsstörung) . . . bewirkt Leberzelldegeneration und -nekrose[3], begleitet von einer Entzündung der . . . Gallengänge." (Prof. H. Popper, USA, Leber-Symposium, 1976, Basel.)

„Die Verwendung von anabolen Steroiden zur Leistungssteigerung bei Athleten kann gefährlich sein, und deshalb sollte davon abgeraten werden." (Medical Letter, 1976).

FAZ in P. Lotz 1977, S. 88

Erläuterungen:

1 *anabol:* den Baustoffwechsel fördernd, Körpersubstanz aufbauend
2 *androgene Steroide:* chemische Stoffgruppe männlicher Sexualhormone
3 *Nekrose:* Zelltod

Daß Anabolika in jedem Falle leistungssteigernd wirken, ist übrigens keinesweg gesichert. Nach neueren Untersuchungen erscheinen Zweifel daran angebracht, daß bei optimaler Trainingsgestaltung Anabolika Männern einen zusätzlichen Kraftgewinn verschaffen. Die hohen Risiken dagegen werden u.a. durch die auf der linken Seite abgedruckten Zitate aus medizinischen Fachzeitschriften belegt.

Aufgabe 95: *Erläutern Sie den biologischen Hintergrund der kraftsteigernden Wirkung von Anabolika. Berücksichtigen Sie dabei die Zusammenhänge, die in den Abb. 25 u. 26 (S. 36) dargestellt sind.*
Aufgabe 96: *Stellen Sie in Listenform gesundheitliche Gefahren zusammen, die vom Anabolika-Doping ausgehen.*
Aufgabe 97: *Versetzen Sie sich in die Rolle eines Trainers, der von der außerordentlichen Wirkung der Anabolika überzeugt, über ihre Nebenwirkungen aber kaum informiert ist. Welchen Rat würden Sie Ihren Athleten im Hinblick auf Anabolikaeinnahme geben? Begründen Sie Ihre Entscheidung. Berücksichtigen Sie dabei auch weitergehende Argumente, wie Sie sie in Thema: Sport Bd. 5, Kap. B. III finden.*
Aufgabe 98: *Wie ist die Aussage von Ralph Reichenbach zu verstehen, Anabolika brächten mehr Humanität in den Leistungssport? Formulieren Sie eine eigene Stellungnahme.*

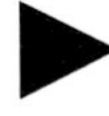

Nach Durcharbeiten des Kap. E. sollten Sie erklären können, was mit den folgenden Begriffen und Sachkomplexen gemeint ist:

- Muskelzerrung, Muskelfaserriß – Ursachen, Vorbeugung, Symptome, Sofortmaßnahmen
- Muskelhärten: Myogelose, Hartspann – Ursachen und Gegenmaßnahmen
- Sehnenverletzungen, Knochenabriß, vorgeschädigte Sehne
- häufige Muskel- und Sehnenverletzungen beim Sport
- muskuläre Dysbalancen
- unfunktionelle Übungen
- Gefahren beim Heben schwerer Gewichte
- Regeln zur Vermeidung von Verletzungen beim Krafttraining
- Anabolika – Wirkungen und Nebenwirkungen

F. Sport und Ernährung

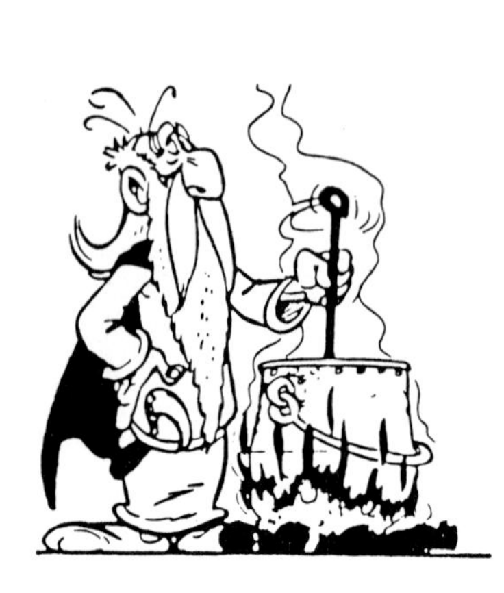

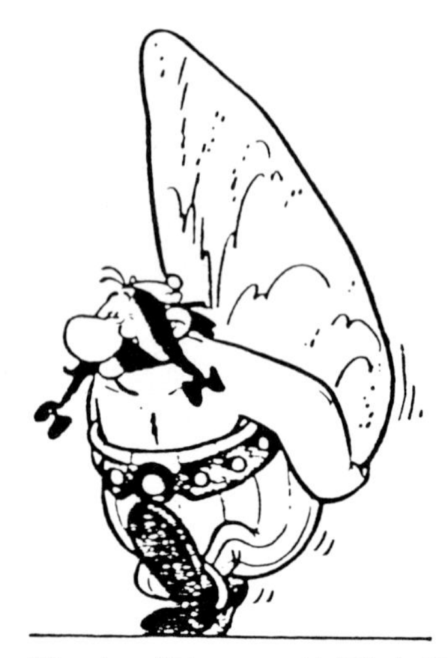

(Goscinny/Uderzo aus M. Bührle 1985, S. 181, 182)

Wer nicht, wie jener legendäre Gallier, das Glück hat, einen so genialen „Koch“ zu kennen, für den stellt sich immerhin doch die folgende Frage:

1. Kann eine besondere Ernährung die körperliche Leistungsfähigkeit verbessern?

Die folgenden Beobachtungen und Befunde liefern erste Hinweise zur Beantwortung:

Der „Nudeleffekt“

Dietmar Cremer hat vor fünf Jahren mit einem regelmäßigen Dauerlauftraining begonnen, zunächst mehr zur Erhaltung seiner körperlichen Fitness als aus sportlichem Ehrgeiz. Jetzt bereitet er sich auf seinen ersten Marathonlauf vor. Sein Training hat er langfristig auf dieses Ereignis ausgerichtet.
In der letzten Woche vor dem Start will er mit Hilfe von Glykogenüberkompensation[1], im Langläuferjargon „Nudeleffekt“ genannt, zusätzliche Kraftreserven tanken:
Sieben Tage vor dem Wettkampf führt Dietmar ein ausgedehntes, erschöpfendes Training durch. Von diesem Tag an nimmt er nur noch besonders kohlenhydratarme Kost zu sich und führt noch zweimal ein Ausdauertraining mittleren Umfangs durch. Am 3. Tag vor dem Start stellt er seine Ernährung plötzlich auf sehr kohlenhydratreiche Kost um. Auch am Vorabend des Wettkampfes langt er noch einmal kräftig zu.
Handelt es sich hier um ein Ritual, von dessen Wirksamkeit man nur überzeugt sein muß, oder werden durch dieses Verhalten erklärbare physiologische Vorgänge ausgelöst? Ist letzteres der Fall, so müßten sich diese Vorgänge experimentell nachweisen lassen.

Erläuterung:

1 *Glykogen:* Speicherform des Traubenzuckers; es besteht aus Tausenden miteinander verknüpfter Glukosemoleküle und wird in der Leber und im Muskel gelagert. Zur Energiebereitstellung im Muskel kann unmittelbar nur der Traubenzucker des Muskelglykogens genutzt werden.
Nudeln, wie alle Teigwaren, sind sehr reich an Kohlenhydraten, also Stärke oder Zucker (Näheres in den folgenden Abschnitten).

Erstes Experiment

Sechs Fußballspieler werden während eines Spiels mit Hilfe individueller Filmaufnahmen daraufhin beobachtet, welche Laufleistung (in Metern) sie erbringen (a) und zu welchen Anteilen sie die Gesamtstrecke im Gehen, Sprinten oder in mittlerem Lauftempo zurücklegen (b). Vor und nach dem Spiel sowie in der Halbzeitpause wird die Glykogenkonzentration in der beanspruchten Muskulatur gemessen (c). Drei Spieler hatten am Vorabend ein kohlenhydratreiches Abendessen zu sich genommen (Gruppe I), die anderen drei (Gruppe II) hatten nicht zu Abend gegessen. Beide Gruppen hatten am Vortag trainiert. Die ermittelten Werte zeigt die Tab. 10.

Tabelle 10: Vergleich der Laufleistungen von Fußballspielern mit unterschiedlicher Muskelglykogenkonzentration (Erläuterungen s. Text).

	Glykogenkonzentration g/kg nasser Muskel (c)		
	Vor dem Spiel	Halbzeit	Nach dem Spiel
Gruppe I	15	4	2
Gruppe II	7	1	0

Zurückgelegte Strecke (a)		Zurückgelegte Strecke (b)		
1. Spielhälfte (m)	2. Spielhälfte (m)	Gehen (%)	Sprinten (%)	mittleres Tempo (%)
6100	5900	27	24	49
5600	4100	50	15	35

nach B. Saltin, J. Karlson, in W. Hollmann 1977, S. 138

Zweites Experiment

In Abb. 70 wird angegeben, wie verschiedene Diäten und harte physische Arbeit variiert werden können,um eine hohe Muskelglykogenkonzentration zu erzielen. Welche Faktoren die Größe dieser Anlagerung von Glykogen in der Muskulatur bestimmen, ist noch nicht klargestellt. Erfahrungsgemäß erwies es sich jedoch als unmöglich, eine extrem große Glykogenspeicherung in der Muskulatur öfter als mit jeweils einigen Wochen Abstand zu erzielen. Selbst wenn das in Abb. 70 skizzierte Schema genau eingehalten wird.

Wenn sich Glykogen in der Leber anlagert, wird Wasser gebunden. Durch Bestimmung des Körperwassers anhand von mit Tritium[1] versetztem Wasser fand man heraus (Olsson u. Saltin, 1970), daß Wasser wahrscheinlich bei Speicherung in der Skelettmuskulatur an Glykogen gebunden wird und dieses Wasser durch den Verbrauch des Glykogens während der Arbeit frei wird. Bei maximal aufgefüllten Glykogendepots beläuft sich das auf diese Weise gebundene Wasser auf 2–3 l (Körpergewicht steigt um 2–3 kg). Dem Körper wird damit eine Wasserreserve zugeführt, die dazu beitragen kann, das Entstehen von Dehydrierung[2] bei gesteigertem Schweißverlust zu verhindern. Der während der Arbeit gemessene Verlust an Körpergewicht braucht damit keine Herabsetzung des funktionalen Körperwasservolumens zu bedeuten.

Ein Aufladen mit Glykogen vor Beginn der Arbeit scheint deshalb eine doppelte Aufgabe zu erfüllen, nämlich teils eine hocheffektive Energiequelle zuzuführen, die in erster Linie bei harter Arbeit ausgenützt wird, und teils eine Wasserreserve zusetzen zu können. Nach beendigter Arbeit dauert es 2–3 Tage, bis sich der Körper rehydriert[3] hat. Wahrscheinlich trägt die relativ langsame Aufspeicherung von Glykogen in der Muskulatur (Abb. 70) hierzu bei. Als wesentlich ist auch zu merken, daß eine Nahrungszufuhr (Kohlenhydrate) notwendig ist, um dasselbe Körpergewicht und eine normale Wasserbalance nach lang anhaltender Muskelarbeit wiederherzustellen.

Abb. 70. Verhalten der Muskelglykogenkonzentration (in diesem Fall der Oberschenkelmuskulatur), wenn Diät und harte physische Arbeit variieren. Hausmannskost allein ergibt eine Muskelkonzentration von rund 15 g/kg Muskel. Wird die Hausmannskost speziell kohlenhydratreich zusammengesetzt (mindestens 2000 kcal aus Kohlenhydraten), kann sich das Glykogen auf rund 20 g/kg erhöhen (Kurve 1). Sollen höhere Werte erzielt werden, muß die kohlenhydratreiche Diät eingenommen werden, nachdem sich die Glykogendepots in der Muskulatur entleerten (Kurve 2). Höhere Werte ergeben sich, wenn das Glykogenniveau des Muskels einige Tage nach Entleerung der Depots niedrig gehalten wird. Dabei gibt es zwei Möglichkeiten. Nach intensiver Arbeit von etwa 1–1½ Std wird vor der Kohlenhydratdiät ausschließlich nur Eiweiß und Fett gegessen (Kurve 3). Noch

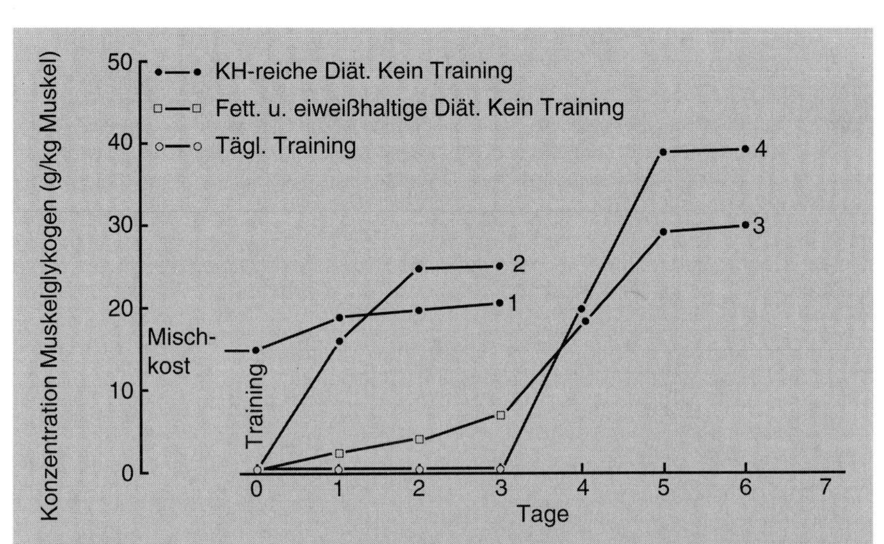

Abb. 70: Verhalten der Muskelglykogenkonzentration (in diesem Fall der Oberschenkelmuskulatur), wenn Diät und harte physische Arbeit variieren.

höhere Muskelglykogenspeicher erzielt man, wenn (in denselben Tagen) mit Eiweiß- und Fettdiäten trainiert wird (Kurve 4). Bei Einnahme der Kohlenhydratdiät darf kein intensives Training stattfinden (modifiziert nach Saltin u. Hermansen, 1967)

B. Saltin, J. Karlson a. a. O., S. 144/145

Erläuterungen:

1 *Tritium:* Spezielle Zustandsform des Wasserstoffatoms, das durch Radioaktivität seine Anwesenheit z. B. in einem bestimmten Gewebe verrät.

2 *Dehydrierung:* Abspalten von Wasserstoff aus chemischen Verbindungen. Hier: starker Wasserverlust des Gewebes

3 *rehydrieren:* hier: den Wasserhaushalt wiederherstellen

Aufgabe 99: *Formulieren Sie zum ersten Experiment die Fragestellung, die ihm zugrunde liegt. Beschreiben Sie seine Durchführung und erläutern Sie die tabellarisch dargestellten Ergebnisse.*
Wenden Sie die gleichen Arbeitsschritte auf das zweite Experiment an.

Aufgabe 100: *Warum ist vor allem an heißen Tagen bei lang andauernder körperlicher Belastung eine kohlenhydratreiche Kost zu empfehlen?*

Aufgabe 101: *Erklären Sie die physiologischen Hintergründe der Glykogenüberkompensation („Nudeleffekt") und ihre Auswirkung auf die sportliche Leistungsfähigkeit.*

---

2. Nährstoffe und Vitamine – Funktionen und Bedarf bei körperlicher Belastung

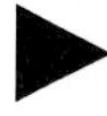

Wie der voraufgegangene Abschnitt zeigte, gibt es deutliche Zusammenhänge zwischen Ernährung und körperlicher Leistungsfähigkeit. Um einen tieferen Einblick zu erlangen, benötigt man allerdings die Kenntnis einiger biologischer Sachverhalte und Begriffe.

Unsere Nahrungsaufnahme hat im wesentlichen folgende physiologische Funktionen:
1. Aufbau und Erhalt von Körpersubstanz,
2. Deckung des Energiebedarfs,
3. Zufuhr von Reaktionspartnern für Stoffwechselvorgänge.

Wichtige Baustoffe sind die Aminosäuren als Bauelemente der Proteine. Aber auch Mineralien, wie vor allem Kalzium und Phosphor, sind hier von Bedeutung.
Als Energieträger fungieren hauptsächlich die Kohlenhydrate und Fette.
Zahlreiche Stoffwechselvorgänge erfordern die Anwesenheit von Mineralstoffen wie Natrium, Eisen, Magnesium u. v. a. sowie einer Reihe von Verbindungen, die unter dem Begriff Vitamine zusammengefaßt werden.

Eiweiß (= Protein – von griech. protos = der Erste, der Wichtigste) ist Hauptbestandteil aller Zellen. Auch die kontraktilen Elemente der Muskulatur, das Aktin und Myosin, sind, wie wir wissen, Eiweißmoleküle. Darüber hinaus bestehen auch die Enzyme, die bekanntlich alle Stoffwechselvorgänge steuern, aus Protein. Eiweißmoleküle sind lange Ketten aus zwanzig verschiedenen Aminosäuren, die zu Hunderten bis Tausenden aneinandergereiht sind. Diese zwanzig Eiweiß aufbauenden Aminosäuren sind in allen pflanzlichen und tierischen sowie im menschlichen Organismus die gleichen, wenn auch in unterschiedlicher Zusammensetzung. Zum Aufbau körpereigenen Eiweißes müssen die mit der Nahrung aufgenommenen Proteine zunächst in die einzelnen Aminosäuren zerlegt und diese dann neu zusammengesetzt werden.
Da der Anteil der Aminosäuren im aufgenommenen Eiweiß nicht genau dem menschlichen entspricht, müssen zur Deckung des Bedarfs einzelne Aminosäuren in andere umgewandelt werden. Acht Aminosäuren kann der menschliche Organismus nicht selbst aus anderen herstellen. Diese sogenannten essentiellen Aminosäuren müssen wir in fertiger Form, also mit der Nahrung aufnehmen.
Aus diesen und anderen Gründen haben Proteine, je nach ihrer Aminosäurezusammensetzung, einen unterschiedlichen Wert für die menschliche Ernährung. Man kennzeichnet ihn mit dem Begriff Wertigkeit des Proteins, wobei die volle Verwertbarkeit als 100 % angegeben wird (s. Tab. 11).

Unser Körper ist, auch wenn er ausgewachsen ist, in ständigem Umbau begriffen. Knochen, Muskeln und andere Strukturen werden fortwährend ab- und in gleichem Maße neu aufgebaut. Bei regelmäßiger erhöhter Belastung der Muskulatur laufen die Umbauprozesse dort intensiver ab, und die Aufbauprozesse können sogar den Abbau überwiegen; es kommt zur Muskelhypertrophie. Bereits für den Erhalt der Körpersubstanz ist also eine ständige Zufuhr von Baustoffen, vor allem Aminosäuren, notwendig, und mit zunehmender Belastung steigt der Bedarf. Die Abb. 71 zeigt Ergebnisse einer Untersuchung zum Zusammenhang von Eiweißaufnahme und Kraftzuwachs bei gleicher Trainingsbelastung.

Tabelle 11: Die biologische Wertigkeit von Eiweißarten für den Menschen

	tierisches Eiweiß				pflanzliches Eiweiß					
	Milch	Vollei	Fisch	Rindfleisch	Reis	Kartoffel	Brot	Linsen	Erbsen	Mais
%	100	94	94	70–100	70	70	70	60	56	54

nach K. Lang

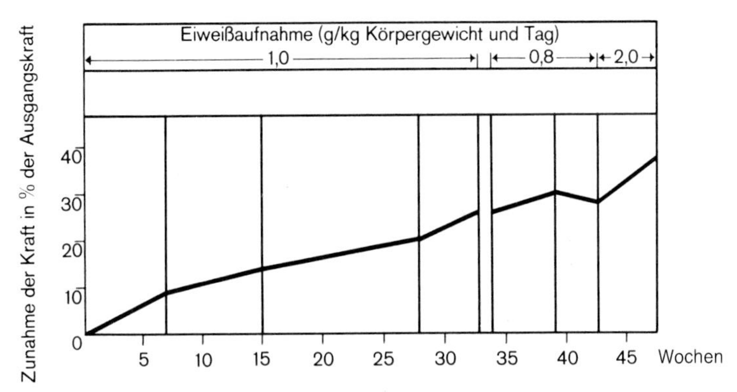

Abb. 71: Kraftzunahme bei einmal wöchentlichem Training in Abhängigkeit von der Eiweißaufnahme (Mittelwert aus 17 trainierten Muskelgruppen) (nach Kraut, Müller und Müller-Weber)
(nach J. Nöcker u. a. 1979, S. 30)

Kohlenhydrate – wie der Name sagt, Verbindungen aus Kohlenstoff und Wasser – werden in Form von Zucker oder Stärke aufgenommen. Letztere stellt nichts anderes dar als die Verknüpfung vieler einzelner Traubenzuckermoleküle zu langen Molekülketten, welche sich für eine Speicherung besser eignen als Zucker. Traubenzucker (= Glukose) ist bekanntlich wichtiger Ausgangsstoff für die aerobe und anaerobe Energiegewinnung, in deren Verlauf ATP hergestellt wird. Zucker gelangt nach seiner Aufnahme sehr schnell ins Blut und in die Zellen, in denen er benötigt wird. Stärke muß erst in Zucker zerlegt werden, bevor dieser dann ins Blut aufgenommen werden kann. Dafür steht sie dem Organismus aber länger als „Rohstofflieferant" zur Verfügung, d. h. stärkehaltige Nahrung „hält länger vor" als einfacher Zucker.

Kohlenhydrate, die nicht zur Energiebereitstellung verbrannt werden, werden u. a. im Muskel als Energiereserve in Form von Glykogen abgelagert. Aus dem voraufgegangenen Abschnitt war bereits zu ersehen, inwieweit die Leistungsfähigkeit eines Muskels von der Menge der vorhandenen Glykogenreserven abhängt. Die in der Tab. 12 dargestellten Ergebnisse bestätigen und ergänzen diese Beobachtungen.

Tabelle 12: Zusammenhang von aufgenommener Nahrung, Muskelglykogengehalt und maximaler Arbeitsdauer bei jeweils gleicher Belastung.

Kostform	Glykogengehalt/100 g Muskelsubstanz	Maximale Arbeitszeit am Fahrradergometer
kohlenhydratreich	3,51 g	167 min.
gemischt	1,75 g	114 min.
fett- und eiweißreich	0,63 g	57 min.

Werte nach Bergström, Hultmann, Celegowa (modifiziert)

M. Hamm, M. Nilles 1982, S. 25

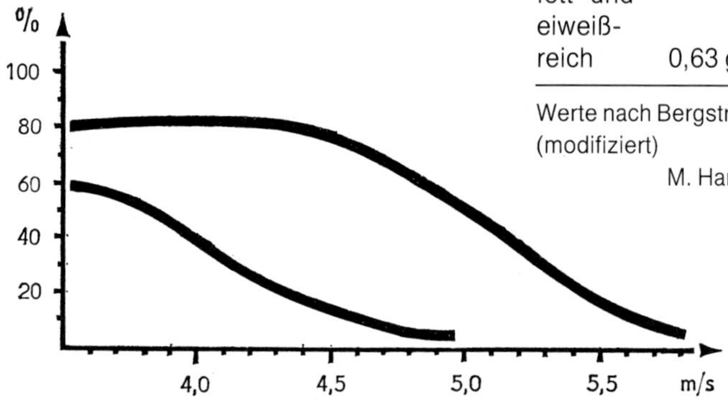

Abb. 72: Anteil des Fettstoffwechsels an der Energieproduktion bei verschiedener Laufgeschwindigkeit (obere Kurve: ständig Trainierender; untere Kurve: Untrainierter)

(R. Donath, K.-P. Schüler 1972, S. 67)

Fette dienen vor allem als langfristige Energiespeicher. Da sie nicht wasserlöslich sind, lassen sie sich ausgezeichnet im Gewebe lagern. Ihr Energiegehalt („Kaloriengehalt", s. u.) ist zwar etwa doppelt so groß wie der der Kohlenhydrate, ihre Ausnutzung aber ist aufwendiger. Der Fettabbau verläuft langsamer und benötigt zur Freisetzung desselben Energiebetrags mehr Sauerstoff.

Allerdings wird bei niedriger Belastung, d. h. geringem Energiebedarf, sogar der größte Teil der benötigten Energie aus der Verbrennung der Fettsäuren (Bausteine der Fette) gewonnen. Das hat für den Organismus den Vorteil, daß er die Blutzuckerkonzentration, die vor allem für die Versorgung des Zentralnervensystems und des Gehirns

erforderlich ist, auch bei länger andauernder Belastung, z. B. einem Marsch, weitgehend konstant halten kann. Andererseits ist es so möglich, Energiereserven für höhere Belastung in Form von Glykogen bereitzuhalten. Diese Fähigkeit der Fettsäuremobilisierung ist beim Trainierten stärker ausgebildet als beim Untrainierten (s. Abb. 72).
Kohlenhydrate und Fette können vom Organismus ineinander umgewandelt werden. So könnte man diese beiden Nährstoffe unter dem Aspekt der Energiebereitstellung als gleichwertig ansehen. Zahlreiche Untersuchungen belegen aber, daß die Aufnahme größerer Fettmengen mit der Nahrung sich ungünstig auf den Kohlenhydrat- und auch Eiweißstoffwechsel auswirkt, so daß es sinnvoll ist, den Fettkonsum möglichst niedrig zu halten. Da Fett nur langsam zerlegt und resorbiert wird, liegt es außerdem „schwer im Magen". Schließlich fördert eine fettreiche Ernährung die Verkalkung der Blutgefäße (Arteriosklerose, s. Bd. 11, S. 48).
Andererseits können wir auf Fett in unserer Nahrung keineswegs ganz verzichten, da einzelne seiner Bestandteile für wichtige Stoffwechselvorgänge benötigt werden, und da es als Transportmittel für einige wasserunlösliche Vitamine unersätzlich ist.

Mineralstoffe und Vitamine werden nur in winzigen Mengen benötigt. Eine Unterversorgung beeinträchtigt aber wichtige Stoffwechselvorgänge, was sich von einer verminderten körperlichen und geistigen Leistungsbereitschaft bis hin zu schweren Funktionsstörungen äußern kann.
Vom Kalzium hörten wir, daß es u. a. bei der Auslösung der Muskelkontraktion eine wesentliche Rolle spielt. Natrium und Kalium sind von großer Bedeutung für die Erregungsleitung im Nerven. Eisen bindet als Bestandteil des Hämoglobins im Blut den Sauerstoff.
Vitamine ermöglichen erst die Funktion vieler Enzyme. Dabei ist zu beachten, daß sie auch zur Aufnahme und Verarbeitung bestimmter Nährstoffe erforderlich sind. Hier gilt folgender Zusammenhang:

Vitamine B_6, B_{12}, A	Vitamine B_1, Niacin	Vitamine B_2, Niacin, E
↓	↓	↓
Eiweiß-stoffwechsel	Kohlenhydrat-stoffwechsel	Fett-stoffwechsel

Abb. 73: nach Ketz. H.-A., Die Ernährung des gesunden Menschen, 3. Auflage, Berlin (1979) (M. Hamm, M. Nilles 1982, S. 37)

Ein erhöhter Nährstoff und Energiebedarf erfordert schon aufgrund dieses Zusammenhangs auch eine gesteigerte Vitaminaufnahme. Ein Vitaminüberschuß – z. B. durch Zufuhr von Vitaminpräparaten trotz ausreichender Ernährung – führt aber zu keiner zusätzlichen Leistungssteigerung.

Besondere Bedeutung kommt schließlich dem *Wasser* zu, das sowohl Baustoff als auch Reaktionspartner sowie vor allem das Lösungs- und Transportmittel des Organismus schlechthin ist. Bei hohem Wasserverlust infolge starken Schwitzens steigt die Viskosität (Zähflüssigkeit) des Blutes, was u. a. eine zusätzliche Belastung des Herzens aufgrund erschwerter Pumparbeit bedeutet.

Ernährung ist mehr als Nahrungsaufnahme. Darauf sei an dieser Stelle noch hingewiesen. Für eine gesunde Ernährung ist es nicht nur wichtig, daß alle oben beschriebenen Stoffe in ausreichender Menge aufgenommen werden. Die Regenerationsfunktion der Ernährung hängt nicht allein vom Nährwert, sondern auch vom Genußwert der Nahrung ab. Dazu gehören, ebenso wie der Wohlgeschmack, auch die ansprechende Zubereitung der Speisen und ihre Einnahme in entspannter, ruhiger Atmosphäre.

Aufgabe 102: *Stellen Sie nach den Angaben des Textes die wesentlichen Funktionen der drei Nährstoffe, der Mineralstoffe und Vitamine sowie des Wassers bei der Ernährung des Menschen in Form einer Stichwortliste zusammen.*

Aufgabe 103: *Erläutern Sie die Abb. 71:*
- *Kennzeichnen Sie die Fragestellung, die der Untersuchung zugrunde liegt.*
- *Deuten Sie die Ergebnisse.*
- *Ordnen Sie sie in einen biologischen Erklärungszusammenhang ein.*

Aufgabe 104: *Erläutern Sie die biologischen Zusammenhänge, die in den Werten der Tab. 12 zum Ausdruck kommen.*

Aufgabe 105: *Erläutern Sie unter Berücksichtigung der Abb. 72 die Bedeutung der Fette für den Energiehaushalt des Organismus.*

Aufgabe 106: *Stellen Sie zusammenfassend fest, für welche Bereiche sportlicher Belastung einzelne Nährstoffe und Vitamine jeweils besondere Bedeutung haben.*

Aufgabe 107: *Erläutern Sie die Gefahren eines hohen Flüssigkeitsverlustes infolge Schwitzens bei hoher Ausdauer- bzw. bei hoher Kraftbeanspruchung. Berücksichtigen Sie dazu auch die Ausführungen von S. 100 u. S. 116. Welche Konsequenzen für Training und Wettkampf lassen sich daraus ziehen?*

---

3. Die Bilanz muß stimmen: Wie hoch ist der Energiebedarf im Sport?

Wichtig für die Aufrechterhaltung des Wohlbefindens und der Leistungsfähigkeit ist, daß der Bedarf an Nährstoffen und die mit der Nahrung aufgenommene Menge langfristig in einem ausgeglichenen Verhältnis stehen. Übersteigt die Aufnahme den Bedarf, wird der Überschuß als Fett abgelagert. Bleibt die Aufnahme hinter dem Bedarf zurück, wird Körpersubstanz abgebaut, und zwar nicht nur Fett, sondern langfristig auch Muskelsubstanz, also Eiweiß.

Der Energiebedarf des Organismus wird in Kilokalorien (kcal) oder Kilojoule (kJ) angegeben. Seit dem 1. 1. 1978 hat die Einheit Joule offiziell die Einheit Kalorie abgelöst. Ernährungswissenschaftliche Angaben erfolgen allerdings häufig noch in Kalorien. Es ist daher hilfreich, den folgenden Umrechnungsfaktor zu kennen:

1 kcal = 4,186 kJ (Umrechnungsfaktor: 4,2).

In den Angaben zum Tagesenergiebedarf eines Menschen ist immer auch der sogenannte Grundumsatz enthalten. Darunter versteht man die Energiemenge, die ein Mensch bei völliger Entspannung allein zur Aufrechterhaltung seiner Körperfunktionen benötigt. Für einen erwachsenen Menschen nimmt man einen Durchschnittswert von 1 kcal pro kg Körpergewicht und Stunde an. Durch jede körperliche und geistige Tätigkeit wird der Grundumsatz um einen bestimmten Betrag, den sogenannten Leistungszuwachs, erhöht. Den Gesamtenergiebedarf bezeichnet man als Tätigkeitsumsatz:

Tätigkeitsumsatz = Grundumsatz + Leistungszuwachs.

Die Tab. 13 gibt einen Überblick über den täglichen Energiebedarf von Sportlern in verschiedenen Sportarten. Tab. 14 gibt den Energiebedarf beim Gehen, Laufen und Schwimmen unterschiedlicher Intensität an.

Tabelle 13: Kalorienverbrauch (kcal) in verschiedenen Sportarten, bezogen auf 70 kg Körpergewicht, an einem Trainingstag.

		Mindestzahl	Höchstzahl
	Bei Körperruhe	1700	2200
Schnellkraft-sportler	Kurzstreckenlauf	3000	4500
	Eisschnellauf (bis 1000 m)	4000	5000
	Eiskunstlauf	3500	4500
	Gymnastik	3500	4500
	Radsport Bahnfahren	4000	5500
	Kurzstreckenschwimmen	4000	5500
	Skispringen	4000	5000
	Sprungdisziplinen (Leichtathletik)	4000	5000
	Mehrkampf (Leichtathletik)	4000	5500
Kraftsportler	Gewichtheben (je nach Gewichtsklasse)	3000	6000
	Stoß und Wurf (Leichtathletik)	4500	6000
Ausdauersportler	Mittelstreckenlauf	4000	5500
	Langstreckenlauf	4000	5500
	Skilanglauf	4000	5500
	Schwimmen 400–1500 m	4000	5500
	Radsport (Straße)	4000	8000
	6-Tage-Fahren	5000	9000
	Spielsportarten (Fußball, Handball, Hockey, Eishockey, Wasserball, Basketball, Volleyball)	4000	5800
Kraftausdauer-sportler	Boxen	3000	5500
	Rennrudern	4500	7000
	Kanurennsport	4500	5500
	Skisport alpin	3500	5000
	Ringen	3000	5500
	Judo	3000	5500

nach J. Nöcker 1979, S. 19

Tabelle 14: Energieumsatz pro Kilogramm Körpergewicht und je Stunde in Ruhe und bei verschiedenen Belastungen im Sport (in Kcal):

Schlaf	0,93
Grundumsatz	1,00
Sitzen	1,43
Stehen	1,50
Gehen (langsamer Schritt)	2,86
Laufen (mit 3,3 m/sek)	10,80
Laufen (mit 4,2 m/sek)	12,10
Laufen (mit 5,0 m/sek)	15,00
Laufen (mit 5,4 m/sek)	35,20
Laufen (mit 6,6 m/sek)	85,00
Schwimmen (mit 0,33 m/sek)	4,40
Schwimmen (mit 0,80 m/sek)	10,30
Schwimmen (mit 0,90 m/sek)	12,60
Schwimmen (mit 1,00 m/sek)	21,00

nach R. Donath, K.-P. Schüler 1972, S. 32

Aufgabe 108: *Errechnen Sie nach den Angaben im Text den Wert für Ihren täglichen Grundumsatz.*

Aufgabe 109: *Wie lassen sich die Unterschiede zwischen Mindest- und Höchstzahl in der Tab. 13 erklären; welche Faktoren können hier eine Rolle spielen?*

Aufgabe 110: *Stellen Sie auf der Grundlage der angegebenen Werte (Tab. 14) in Form einer Kurve dar, wie sich der Energiebedarf mit zunehmender Laufgeschwindigkeit (a) und Schwimmgeschwindigkeit (b) verändert.*

Aufgabe 111: *Errechnen Sie aus Ihren persönlichen Lauf- bzw. Schwimmleistungen über verschiedene Strecken (z. B. im Lauf 100 m, 400 m, 1000 m, 5000 m) Ihre Durchschnittsgeschwindigkeit über die jeweilige Strecke. Ermitteln Sie dann mit Hilfe Ihrer Grafik (Aufgabe 110), wieviel Energie Sie für das Zurücklegen der jeweiligen Lauf- bzw. Schwimmstrecke benötigen. Beachten Sie, daß sich die Werte in der Grafik auf eine Stunde Tätigkeit und auf ein kg Körpergewicht beziehen.*

Aufgabe 112: *Schätzen Sie auf der Grundlage Ihrer Überlegungen zu den voraufgegangenen Aufgaben Ihren persönlichen Kalorienbedarf an einem gewöhnlichen Trainingstag (24 Std.) ein.*

4. Was und wieviel soll auf den Tisch?

Aus den voraufgegangenen Überlegungen sollten Sie nun Konsequenzen für Ihre persönliche Ernährung ziehen können, und zwar vor allem im Hinblick auf eine angemessene Auswahl und Menge der Speisen. Selbstverständlich werden Sie sich dabei in erster Linie von Ihrem Geschmack leiten lassen, was Sie auch guten Gewissens dürfen. Sie haben jetzt aber die Möglichkeit einer bewußteren Kontrolle und eventueller Korrekturen Ihrer Ernährungsgewohnheiten. Dazu sollen Ihnen die Tabellen und Hinweise in diesem Abschnitt weitere Hilfe leisten.

Tabelle 15: Täglicher Eiweißbedarf von Leistungssportlern

Sportarten	pro kg Körpergewicht	bei 70 kg Körpergewicht	entspricht dem Eiweißgehalt von
Bergsteigen Eiskunstlauf Fechten Gymnastik Langstrecken Mittelstrecken Reiten Tischtennis	1,4–1,6 g	100–120 g	½ l Milch 50 g Käse (halbfett) 1 Ei 50 g Haferflocken 300 g Schwarz- und Weißbrot 200 g Fleisch roh 100 g Wurst
Basketball Fußball Hockey u. Eishockey Schwimmen Skilanglauf Skilauf alpin Geräteturnen Tennis Wasserball	1,6–1,8 g	120–135 g	¾ l Milch 50 g Käse (halbfett) 1 Ei 50 g Haferflocken 300 g Schwarz- und Weißbrot 250 g Fleisch roh 100 g Wurst
Boxen Gewichtheben Mehrkampf Radfahren Ringen Rudern Springen-Sprinten Werfen	1,8–2,0 g	135–150 g	1 l Milch 50 g Käse (halbfett) 2 Eier 350 g Schwarz- und Weißbrot 50 g Haferflocken 250 g Fleisch roh 150 g Wurst

L. Prokop 1976, S. 95

Geht es darum, den persönlichen Energiebedarf zu decken, ist es hilfreich, den Energiegehalt verschiedener Nahrungsmittel zu kennen. Um dagegen die Aufnahme einzelner Nährstoffe, wie z. B. der Proteine, zu kontrollieren, ist die Kenntnis ihres Mengenanteils von größerem Nutzen. Die Tab. 17 liefert Ihnen eine entsprechende Zusammenstellung von Werten.
Bedenken Sie schließlich noch folgendes: Wir decken unseren Kalorienbedarf bei gewöhnlicher Ernährung zu ca. 40% aus Fett. Ernährungsphysiologen empfehlen einen Wert von ca. 25%. Aus diesem Anlaß soll Ihnen die Tab. 16 dabei helfen, fettarme Ernährungsalternativen zu finden.

Auf eine ausführliche Auflistung der Vitamine und ihrer Vorkommen kann an dieser Stelle verzichtet werden. Wichtig ist es zu wissen, daß frisches Obst und Gemüse sowie Vollkornprodukte vor allem als Vitamin- und Mineralstofflieferanten von größter Bedeutung und deshalb unverzichtbarer Bestandteil unserer Nahrung sind und daß der Bedarf mit zunehmender körperlicher Belastung ansteigt.

Tabelle 16: Wie man ohne große geschmackliche Opfer bewußt versteckte Fette sparen kann, zeigt folgende Gegenüberstellung:

Lebensmittel	Fett in g	
Trinkmilch	18	
½ l	↘	
fettarme Milche		8
Käse 50% F. i. Tr.	17	
50 g	↘	
Käse 30% F. i. Tr.		8
Cervelatwurst	13	
30 g	↘	
Corned-beef		2

Lebensmittel	Fett in g	
Schweinenacken	32	
100 g	↘	
Schweineschnitzel (mager)		8
1 Ei	6	
100 g	↘	
Magerquark mit Kräutern		1
SUMME PRO TAG:	86	
	↘	
		27

M. Hamm, M. Nilles 1982, S. 32

Tabelle 17: Kalorien- und Nährstoffgehalt von Nahrungsmitteln (nach K.-H. Gräfe, „Nahrungsmitteltabelle", J. A. Barth Verlag, Leipzig)
Der verwertbare Teil von 100 g Nahrungsmitteln enthält:

Nahrungsmittel	Kalorien kcal	Eiweiß g	Fett g	Kohlen-hydrate g	Wasser g
Roggenmischbrot	251	6,3	0,9	52,9	39,0
Roggenvollkornbrot	247	7,4	1,1	50,4	37,0
Weizenvollkornbrot	240	9,7	1,4	45,7	39,0
Weißbrot, Brötchen	244	8,2	1,2	48,6	42,0
Knäckebrot	377	10,3	0,8	79,9	8,0
Haferflocken	393	13,8	6,5	67,2	10,0
Makkaroni, Nudeln	360	9,6	1,0	75,9	13,0
Zucker	409	–	–	99,8	–
Bienenhonig	334	0,4	–	81,0	18,0
Vollmilchschokolade	563	9,1	32,8	54,7	11,0
Vollmilch	59	3,4	2,7	4,8	89,0
Entrahmte Frischmilch	37	3,7	0,2	4,8	91,0
Joghurt	56	3,3	2,8	4,0	88,0
Fettkäse 40 %	338	26,3	23,6	2,5	41,0
Halbfettkäse 20 %	253	36,2	9,9	3,0	46,0
Magerkäse	192	37,1	2,6	3,8	55,0
Quark	90	17,6	0,1	4,1	77,0
Butter	751	0,9	80,0	0,9	17,0
Margarine	729	0,5	78,0	0,4	12,0
Speiseöl	925	–	99,5	–	–
Schweineschmalz	926	0,3	99,4	–	–
Hühnerei (1 Stück)	87	7,0	6,1	0,3	33,0
Eidotter	362	16,1	31,7	0,3	51,0
Schweinefleisch	238	11,2	20,6	0,2	35,0
Schweinefleisch, fett	306	12,6	27,2	0,3	43,0
Rindfleisch	150	17,4	8,3	0,3	39,0
Rindfleisch, fett	244	15,0	19,5	0,2	42,0
Kalbfleisch	140	17,1	7,4	0,3	64,0
Hammelfleisch	228	14,1	18,2	0,2	43,0
Geflügel	185	15,3	13,1	–	70,0
Wild	94	18,6	1,7	0,4	76,0
Schweineleber	137	19,2	5,2	2,5	72,0
Räucherschinken	293	21,9	21,9	–	49,0
Kochschinken	428	25,0	35,0	–	29,0
Speck	714	9,0	72,8	–	9,0

Nahrungsmittel	Kalorien kcal	Eiweiß g	Fett g	Kohlen-hydrate g	Wasser g
Leberwurst	211	6,9	19,5	0,3	42,0
Blutwurst	463	13,9	43,6	0,2	40,0
Bockwurst	180	12,4	13,9	–	68,0
Fleischsalat	118	20,8	3,3	0,5	–
Seefisch	43	10,0	0,2	–	42,0
Räucherfisch	142	14,1	9,1	–	35,0
Fischkonserven	155	15,5	10,0	0,7	43,0
Kartoffeln	72	1,5	0,2	15,7	81,0
Blumenkohl	20	1,6	0,2	2,9	91,0
Grüne Bohnen	37	2,5	0,2	6,0	93,0
Grüne Erbsen	33	2,6	0,2	5,0	78,0
Kohlrabi	25	1,7	0,1	4,0	89,0
Kohlrübe	27	1,0	0,1	5,3	89,0
Kopfsalat	10	0,9	0,2	1,2	95,0
Kürbis	23	0,8	0,1	4,5	90,0
Mohrrübe	33	0,9	0,2	6,7	87,0
Paprikaschoten	22	0,9	0,3	3,6	70,1
Rotkohl	23	1,3	0,2	3,8	92,0
Sauerkraut	25	1,4	0,3	2,8	91,0
Spinat	15	1,8	0,2	1,4	93,0
Tomate	19	0,9	0,2	3,4	93,0
Tomatenmark	93	5,4	–	14,6	67,0
Weißkohl	20	1,2	0,2	3,2	92,0
Frischgemüse	23	1,3	0,2	3,8	–
Hülsenfrüchte	333	24,7	1,9	52,2	–
Äpfel	57	0,4	–	13,0	82,0
Apfelsaft	68	0,3	–	15,0	84,0
Apfelsinen	42	0,6	–	8,9	60,0
Birnen	56	0,4	–	13,0	79,0
Erdbeeren	43	1,3	–	7,6	85,0
Heidelbeeren	56	0,8	–	12,1	84,0
Himbeeren	39	1,4	–	6,8	84,0
Johannisbeeren, rot	44	1,3	–	7,4	84,0
Johannisbeeren, schwarz	68	1,0	–	13,7	79,0
Sauerkirschen	46	0,8	–	10,5	72,0
Süßkirschen	68	0,8	–	15,3	77,0
Pfirsiche	61	0,7	–	13,4	83,0
Pflaumen	72	0,8	–	15,9	80,0

Nahrungsmittel	Kalorien kcal	Eiweiß g	Fett g	Kohlen-hydrate g	Wasser g
Stachelbeeren	45	0,9	–	8,6	86,0
Weintrauben	77	0,7	–	17,3	79,0
Zitronen	37	0,5	–	5,5	53,0
Rosinen	294	1,6	1,2	66,2	25,0
Haselnüsse	341	8,7	31,3	3,6	4,0
Marmelade	274	0,7	–	65,2	30,0

Aufgabe 113: *Erstellen Sie zu der Sportartengruppe in der Tab. 15, der Ihre sportlichen Aktivitäten entsprechen, eine Liste von Nahrungsmitteln (mit Mengenangaben), mit der Sie Ihren täglichen Eiweißbedarf als Leistungssportler decken könnten und die Ihrem persönlichen Geschmack entsprechen. Benutzen Sie dazu die Tab. 17 und berücksichtigen Sie auch die Angaben in der Tab. 16.*

Aufgabe 114: *Erstellen Sie für sich selbst einen Speiseplan nach Ihrem Geschmack, der zur Deckung Ihres Kalorienbedarfs an einem Trainingstag (entsprechend Aufgabe 112) geeignet ist. Verwenden Sie dazu auch die in Aufgabe 113 aufgelisteten Speisen. Berücksichtigen Sie eine ausreichende Vitamin- und Mineralstoffzufuhr, und versuchen Sie bei der Fettaufnahme unter 30 % (des Gesamtkaloriengehalts) zu bleiben.*

Aufgabe 115: *Erstellen Sie eine Liste von Fehlern, die Sie nach Durcharbeiten dieses Kapitels für die Ernährung allgemein und im Sport speziell nennen können.*

5. Tips zur Ernährung vor sportlichen Aktionen

Abschließend ein paar praktische Tips. Michael Hamm und Manfred Nilles, Ernährungswissenschaftler, die sich insbesondere mit Fragen der Sporternährung befassen, geben die folgenden Empfehlungen:

- Am Vorabend kohlenhydratreich essen.
- Am Aktionstag kohlenhydratreich frühstücken.
- Mittags Hauptgericht und Nachspeise aufeinander abstimmen.
- Vollwertige kohlenhydratreiche Zwischenmahlzeiten wie Vollkornkekse, Fruchtschnitten, Früchtekuchen, Rosinenbrot o. ä.
- Zu Beginn einer Aktion darf der Magen weder leer noch zu stark gefüllt sein.
- Die letzte größere Mahlzeit vor einer sportlichen Aktion sollte deshalb ca. 2 bis 2½ Stunden zurückliegen.
- Wegen der Bekömmlichkeit (Verweildauer) ist auf fett- sowie zellulosereiche[1] Kost zu verzichten.
- Wichtig: Zeit lassen zum Essen und niemals hastig größere Mengen kalter Getränke vor dem Sport „hinunterstürzen"!
- Bei der Hauptmahlzeit am Aktionstag möglichst nicht die so wichtige Süßspeise (Nachtisch) stehen lassen!
- Wer meint, vor einer entscheidenden Leistung (Match) zu aufgeregt zum Essen zu sein, esse zumindest zwischendurch mehrmals kleinere „Happen" (z. B. Schokokekse, Fruchtschnitten oder Müsliriegel).
- Es spricht nichts gegen eine Flüssigkeitsaufnahme (ca. 0,2 l) noch 10 Minuten vor der Aktion, da durch das „Warmmachen" bereits ein gewisser Flüssigkeitsverlust eintritt.
- An heißen Tagen ca. 30 Minuten vor dem Start/Beginn vorteilhaft: eine Tasse leichtgesalzene Bouillon (fettarme Fleisch- oder Gemüsebrühe) oder ein Glas (0,2 l) leichtgesalzener Tomaten- oder Gemüsesaft!!

M. Hamm, M. Nilles 1982, S. 55f

Erläuterung:

1 *Zellulose* ist ausschließlich in pflanzlicher Nahrung enthalten, vor allem in ungekochten Blättern, Stengeln und Wurzeln, wie z. B. in Blatt-, Kraut-, Gurkensalat, rohen Möhren.

▶ Nach Durcharbeiten des Kap. F sollten Sie u. a. erklären können, was mit den folgenden Begriffen gemeint ist:
- Nährstoffe: Kohlenhydrate, Protein, Fett
- Vitamine; Mineralstoffe
- physiologische Funktionen der Nahrungsaufnahme
- Muskelglykogen, Glykogenüberkompensation
- biologische Wertigkeit des Eiweiß
- Grundumsatz, Tätigkeitsumsatz, Leistungszuwachs

Nachwort

Am Ende dieses Bandes angelangt sollten nunmehr Ihre Kenntnisse und Vorstellungen über konditionelle Grundeigenschaften, ihre Trainierbarkeit und ihre biologischen Grundlagen so weit reichen, daß Sie in der Lage sind, ihre körperliche Leistungsfähigkeit besser zu verstehen und bewußter zu kontrollieren sowie, je nach Zielsetzung, aktiv und selbständig zu verbessern bzw. zu erhalten.

Register

Literatur- und Abbildungsnachweis

Albrecht, P. / Klein, H.-P.: Sport – Sekundarstufe II, Fußball. Pädagogischer Verlag Schwann-Bagel GmbH, Düsseldorf 1978.
Axt, P.: Krafttraining und Bodybuilding. Otto Mayer Verlag, Ravensburg 1984.
Bauer, H. C. u. a.: Zoologische Experimente. Deutscher Taschenbuchverlag, München 1974.
Bauersfeld, K. H. u. a.: Grundlagen der Leichtathletik. Sportverlag, Berlin 1980.
Bienk, H.: Wer dopt verliert, auch wenn er gewinnt. In: PM-Magazin 9/1981. Verlag Gruner-Jahr & Co., München.
Bruckmann, K. u. a.: Sport – Sekundarstufe II, Geräteturnen Jungen. Pädagogischer Verlag, Schwann-Bagel GmbH, Düsseldorf 1981.
Bührle, M. (Hrsg.): Grundlagen des Maximal- und Schnellkrafttrainings. Verlag Karl Hofmann, Schorndorf 1985.
Buch, W.: Die Folgen der Kraft. In: Fliegende Blätter und Münchener Bilderbogen 1859–1871.
Collmann, T. u. a.: Bio 1. G. Westermann Schulbuch Verlag, Braunschweig 1984.
Counsilman, J. E.: Schwimmen. Limpert Verlag, Bad Homburg v. d. H. 1978.
David, E.: Grundlagen der Sportphysiologie. perimed Fachbuch-Verlagsgesellschaft mbH, Erlangen 1986.
Diem, C. (Hrsg.): Praxis des Sports. Olympischer Sport-Verlag, Stuttgart 1957.
Donath, R. / Schüler, K. P.: Ernährung der Sportler. Sportverlag, Berlin 1972.
Ehlenz, H. u. a.: Krafttraining. BLV Verlagsgesellschaft, München 1983.
Fetz, F. / Kornexl, E.: Sportmotorische Tests. Verlag Bartels & Wernitz, Berlin, München, Frankfurt (M.) 1978.
Findeisen, D. G. R. u. a.: Grundlagen der Sportmedizin. Verlag Johann Ambrosius Barth, Leipzig 1976.
Freiwald, J.: Aufwärmen im Sport. Rowohlt TB Verlag, Reinbek b. Hamburg 1991.
Grosser, M. u. a.: Konditionstests. BLV Verlagsges., München, Wien, Zürich 1981.
Grosser, M. u. a.: Konditionstraining. BLV Verlagsges., München, Wien, Zürich 1983.
Hamm, M. / Nilles, M.: Richtig essen hilft gewinnen. Walter Hädecke Verlag, Weil der Stadt 1982.
Harre, D.: Trainingslehre. Sportverlag, Berlin 1973.
Heiperts, W.: Sportmedizin. Georg Thieme Verlag, Stuttgart 1976.
Heiß, F.: Unfallverhütung und Nothilfe beim Sport. Verlag Karl Hofmann, Schorndorf 1977.
Hillig, W. / Krauel, H.-O.: Sport – Sekundarstufe II, Leichtathletik. Pädagogischer Verlag, Schwann-Bagel GmbH, Düsseldorf 1982.
Hollmann, W. (Hrsg.): Zentrale Themen der Sportmedizin. Springer Verlag, Berlin, Heidelberg, New York 1977.
Jäger, K. / Oelschlägel, G.: Kleine Trainingslehre. Sportverlag, Berlin 1977.
Jonath, U. u. a.: Leichtathletik 1, Laufen und Springen. Rowohlt Taschenbuch Verlag, Reinbek b. Hamburg 1977.
Jonath, U. / Krempel, R.: Konditionstraining. Rowohlt Taschenbuch Verlag, Reinbek b. Hamburg 1982.

Knebel, K.-P.: Funktionsgymnastik. Rowohlt Taschenbuch Verlag, Reinbek b. Hamburg 1985.
Kuhn, W.: Funktionelle Anatomie des menschlichen Bewegungsapparates. Verlag Karl Hofmann, Schorndorf 1979.
Kultusminister des Landes Nordrhein-Westfalen (Hrsg.): Richtlinien Sport, Bd. V. Greven Verlag, Köln 1981.
Letzelter, H. u. M.: Krafttraining. Rowohlt Taschenbuch Verlag, Reinbek b. Hamburg 1990.
Letzelter, M.: Trainingsgrundlagen – Training, Technik, Taktik. Rowohlt Taschenbuch Verlag, Reinbek b. Hamburg 1978.
Lotz, P. u. a.: Material Gesamtschule 27. Wilhelm-Leuschner-Schule, Wiesbaden 1977.
Markworth, P.: Sportmedizin, Teil 1. Rowohlt TB Verlag, Reinbek b. Hamburg 1984.
Martin, D.: Grundlagen der Trainingslehre, Teil 1: Die inhaltliche Struktur des Trainingsprozesses. Verlag Karl Hofmann, Schorndorf 1979.
Matwejew, L.: Die Periodisierung des sportlichen Trainings. Verlag Bartels & Wernitz, Berlin, München, Frankfurt (M.) 1972.
Mellerowicz, H. / Meller, W.: Training – Biologische und medizinische Grundlagen und Prinzipien des Trainings. Heidelberger Tachenbücher. Springer-Verlag, Berlin, Heidelberg, New York 1978.
Müller-Wohlfahrt, H. W. u. a.: Süße Pille Sport. Verlag medical concept Jochen Knips, Neufahrn vor München 1984.
Nöcker, J.: Physiologie der Leibesübungen. Ferdinand Enke Verlag, Stuttgart 1971.
Nöcker, J. u. a.: So essen Sportler richtig. Ceres Verlag, Bielefeld 1979.
Pahlke, H. P. u. a.: Ausdauerleistungsfähigkeit im Schulsport. Verlag Volk und Wissen, Berlin 1980.
Prokop, L.: Einführung in die Sportmedizin. Gustav Fischer Verlag, Stuttgart, New York 1976.
Ringelnatz, J.: Turngedichte (Zeichnung von Karl Arnold). Henssel Verlag, Berlin 1983.
Schulz, H.: Stretching. Falken Verlag, Niedernhausen/Ts. 1983.
Sport Revue 8/1984. Ludwig Brummer Export Import GmbH, Verlag für Fitness und Kraftsport, München.
Stegemann, J.: Leistungsphysiologie – Physiologische Grundlagen der Arbeit und des Sports. Georg Thieme Verlag, Stuttgart 1977.
Weineck, J.: Optimales Training. Perimed Fachbuch-Verlagsges., Erlagen 1980.
Weineck. J.: Sportbiologie. perimed Fachbuch-Verlagsges. mbH, Erlangen 1990.
Wiemann, K.: Thema: Sport, Bd. 8. Analysen sportlicher Bewegungen. Pädagogischer Verlag, Schwann-Bagel GmbH, Düsseldorf 1979.
Wilke, K.: Sport – Sekundarstufe II, Schwimmen. Pädagogischer Verlag, Schwann-Bagel GmbH, Düsseldorf 1979.
Zaciorskij, V. M.: Die körperlichen Eigenschaften des Sportlers. Verlag Bartels & Wernitz, Berlin, München, Frankfurt (M.) 1977.